PROF. DR. INGO FROBÖSE

Das neue Rückentraining

Mit 5-Minuten-Programm

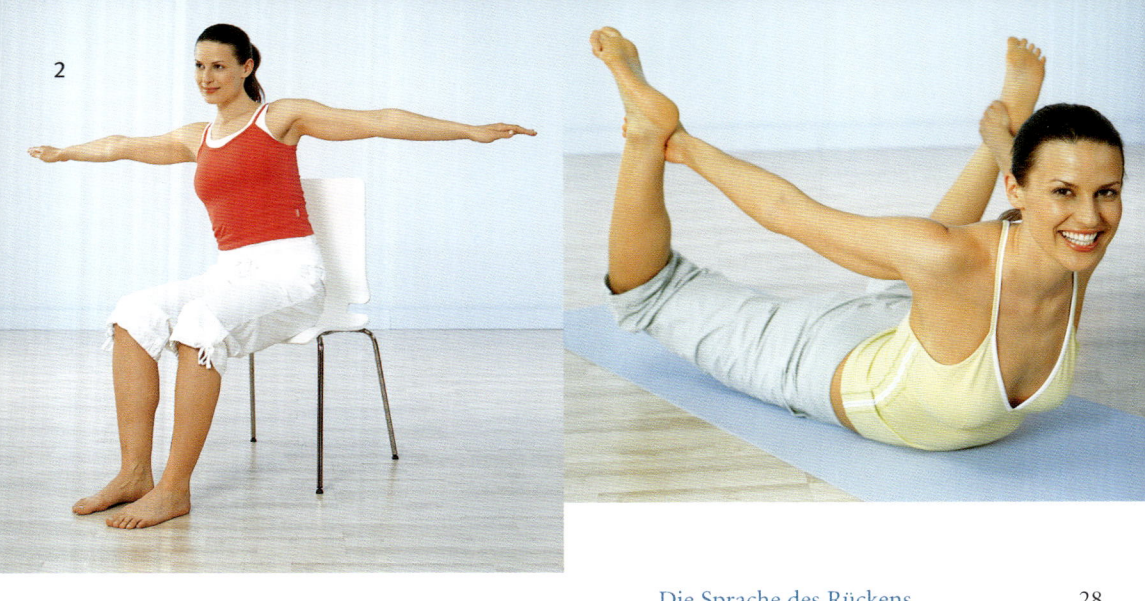

DER AUTOR

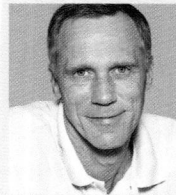 **Professor Dr. Ingo Froböse** ist Universitätsprofessor für Prävention und Rehabilitation an der Deutschen Sporthochschule Köln. Als Sportwissenschaftler mit dem Arbeitsschwerpunkt Gesundheitswissenschaften leitet er das Zentrum für Gesundheit an der Sporthochschule, der weltweit größten Sportuniversität.

Zu seinem Lehr- und Forschungsgebiet zählen die Gesundheitsförderung, die Prävention und die Sporttherapie. Dabei geht er insbesondere der Frage nach, wie Bewegung und Sport auf die Gesundheit wirken und wie jeder Einzelne davon profitieren kann.

Er berät in diesen Fragen Krankenkassen, die großen deutschen Magazine und Medien und ist auch im Fernsehen ein gefragter Gast. Der Autor gilt als einer der führenden Gesundheitsexperten in Deutschland.

EIN WORT ZUVOR

Rückgrat zeigen, ein breites Kreuz haben, etwas auf die leichte Schulter nehmen oder eine schwere Last tragen. – Der Rücken ist nicht von ungefähr auch im Volksmund präsent. Er ist ein enorm wichtiger Teil unseres Körpers, der leider häufig Anlass zur Klage gibt. Dabei ist ein Großteil aller Rückenprobleme hausgemacht und hat keine organischen Ursachen. Es liegt an Ihnen, ob Sie – wie über 70 Prozent der Menschen – unter mehr oder weniger ausgeprägten Rückenschmerzen zu leiden haben. Nur jeder Fünfte bleibt sein Leben lang gänzlich davon verschont. Ist unser Rücken zu schwach für das, was wir ihm zumuten? Nein, natürlich nicht! Die Natur hat mit dem Rücken ein Kunstwerk geschaffen, das in puncto Beweglichkeit, Belastbarkeit, Stabilität, Stoßdämpfung und Schutz der lebensnotwendigen Nerven einzigartig ist. Allerdings ist es nur mit der richtigen Pflege den Lasten des Alltags gewachsen. Aber was ist richtig? Das erfahren Sie in diesem Buch, das auf den neuesten Erkenntnissen der Wissenschaft basiert.

Das Allerwichtigste für einen fitten Rücken gleich vorab:
> Bewegen Sie sich! Schonung ist der direkte Weg in die Sackgasse.
> Trainieren Sie besonders die tiefen Rückenmuskeln!
> Nehmen Sie die Signale ernst, die Ihnen Ihr Rücken sendet.
> Geben Sie dem Stress keine Chance, denn häufig haben Rücken-
   probleme psychische Ursachen.

Täglich fünf Minuten gezieltes Training reichen aus, um ein Leben lang einen fitten und gesunden Rücken genießen zu können. Unser effektives Schnellprogramm finden Sie als herausnehmbaren Folder hinten im Buch. Insgesamt ist es wenig, was Sie dringend beachten müssen, jedoch eine Menge, was unser neues Rückentraining bewirkt.

Verändern Sie mit diesem Buch Ihr »Rücken-Leben«! Ich wünsche Ihnen viel Erfolg dabei.

Professor Dr. Ingo Froböse

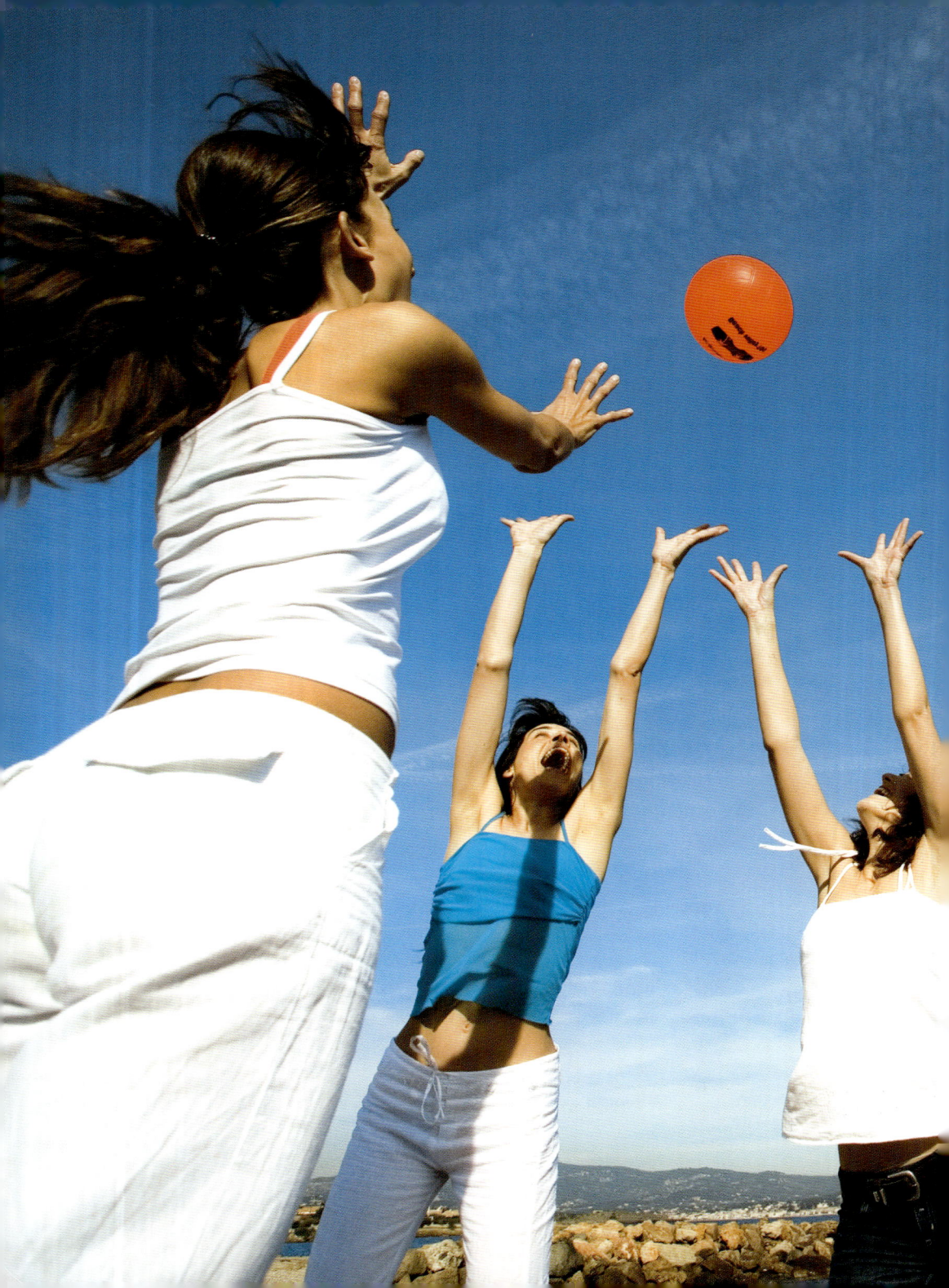

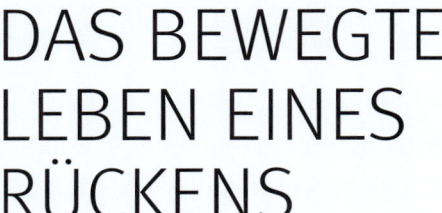

DAS BEWEGTE LEBEN EINES RÜCKENS

Rückenschmerzen sind zur Volkskrankheit geworden. Den Rücken »in Watte zu packen« ist jedoch falsch. Bewegung ist das Zauberwort für einen gesunden Rücken!

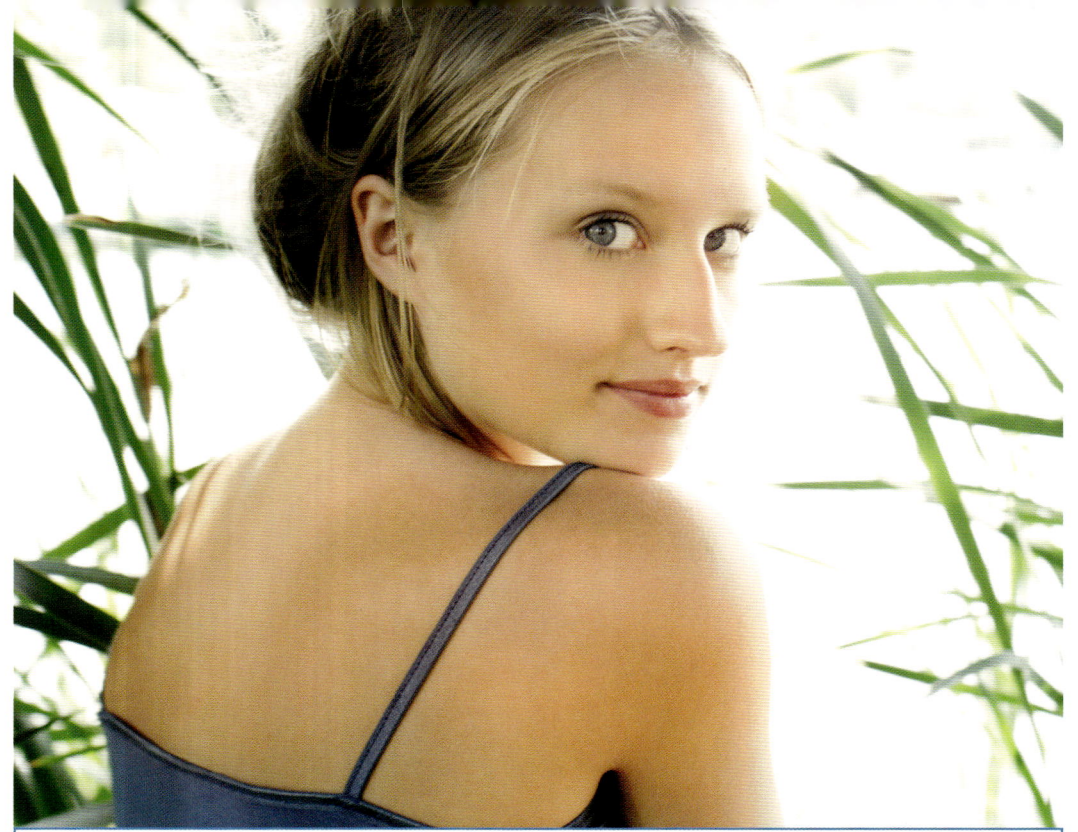

Der Rücken – stabil und mobil zugleich

Es ist wohl typisch menschlich, dass wir uns nur dann über etwas Gedanken machen, wenn es nicht so läuft, wie es sollte. Wann haben Sie sich beispielsweise das letzte Mal wirklich um Ihren Rücken gekümmert? Nur wenn er schmerzt, wird er plötzlich wichtig. Den Haaren, den Zähnen, dem Gesicht, den Händen, den Füßen und selbst dem Bauch wird mehr Beachtung geschenkt. Eine solche Ignoranz hat der Rücken nicht verdient! Und häufig rächt er sich dafür. Vielleicht kennen Sie das bereits.

Um gute Leistung bringen zu können, muss der Rücken äußerst beweglich und gleichzeitig stabil sein. Wie sonst könnten wir uns bücken, um die Schuhe zu binden, oder uns strecken, um Bücher aus dem obersten Regal zu nehmen? Wie sonst kämen wir unversehrt rückwärts mit dem Auto in eine Parklücke oder könnten die Einkaufstüten für die ganze Familie nach Hause schleppen? Ohne einen beweglichen Rücken ist all das unvorstellbar.

Bleiben Sie stets in Bewegung!

Das Allerwichtigste ist: Schonen Sie Ihren Rücken niemals! Schonung ist der direkte Weg in die Sackgasse. Das gilt selbst dann, wenn Sie gerade Rückenschmerzen haben. Viele Ärzte empfehlen ihren Patienten bei Rückenschmerzen immer noch Bettruhe. Das ist kaum zu fassen, und das Ergebnis ist fatal. Es sollte allseits bekannt sein, dass bereits eine einwöchige Ruhestellung die Kraft der Muskeln um mehr als 25 Prozent reduziert.

Auch alle anderen Strukturen des Rückens werden durch Schonung geschädigt: Bandscheiben werden dünner, Knochen brüchiger, Gelenke entwickeln Arthrose. Getreu dem Motto »Was nicht genutzt wird, das verkümmert« baut der Körper alles ab, was er momentan nicht braucht. In mancher Beziehung mag das ökonomisch sein, denn damit spart er Energie, die er anderswo sinnvoller einsetzen kann. Für den Rücken ist das geradezu tragisch: Ein inaktiver Rücken verliert innerhalb kürzester Zeit seine Stabilität, seine Festigkeit und seine Beweglichkeit, also all jene Eigenschaften, die er dringend braucht, um seiner tragenden Rolle im Alltag gerecht zu werden. Deshalb sind auch bei Rückenschmerzen Aktivität und Bewegung angesagt! Versuchen Sie, sehr schnell wieder ein ganz normales, »bewegtes« Leben zu führen. Nutzen Sie alle Bewegungsmöglichkeiten, die Ihnen Ihr Rücken bietet.

DREHEN UND BEWEGEN IM DIENST DER GESUNDHEIT

Auch wenn die herkömmlichen Rückenschulen noch immer etwas anderes erzählen: Bewegen und drehen Sie Ihren Oberkörper und bücken Sie sich auch schon mal ganz natürlich, so, wie Sie es spontan machen. Damit fordern Sie sämtliche Bausteine des Rückens: Muskeln, Bänder, Gelenke und Knochen profitieren davon. Besonders dann, wenn Sie nur ein geringes Gewicht zu heben oder zu tragen haben, sollten Sie sich in Ihren Bewegungen nicht einschränken. Das heißt natürlich nicht, dass Sie sich unkontrolliert und ruckartig bewegen sollen. Drehen Sie sich immer langsam und bewusst, dann wird auch nichts passieren. Ihre Wirbelsäule braucht diese Drehbewegungen, um stabil und leistungsfähig zu bleiben.

Falsche Bewegungen gibt es nicht!

Eine Abnutzung der Wirbelsäule ist fast immer genetisch bedingt. Nur ein winziger Anteil der Rückenprobleme ist wirklich auf Überbeanspruchung am Arbeitsplatz oder durch Sport zurückzuführen. Bewegungen oder Übungen, die Sie locker und problemlos durchführen können, sind daher niemals falsch. Das sind neueste, gesicherte Erkenntnisse der Wissenschaft!

Viele Menschen sind allerdings verunsichert, wie sie sitzen, stehen, etwas heben oder sich bücken sollen. Die meisten alten Regeln – das wissen inzwischen auch die Krankenkassen – sind längst überholt. Das moderne Rezept heißt: Bewegen Sie sich so natürlich wie möglich. Nur so fordern Sie Ihren ganzen Rücken. Aber leider wird der Rücken heutzutage viel häufiger unter- als überfordert, teilweise auch aus falsch verstandener Vorsicht. Die Unterforderung ist in erster Linie auf die Veränderungen der Lebensbedingungen zurückzuführen: Nicht von ungefähr sind im Zeitalter der Computertechnik und den damit einhergehenden sitzenden Tätigkeiten die Rückenprobleme in der Bevölkerung rasant angestiegen, ein eindeutiges Resultat von Unterbeanspruchung.

FÜR AUSGLEICH SORGEN
Nur ein ständig bewegter Rücken bleibt dauerhaft beschwerdefrei. Sorgen Sie deshalb für den nötigen gesundheitsfördernden Ausgleich – auch wenn Stress und hektischer Alltagstrubel Ihnen sehr wenig Raum lassen.

Werden Sie zum Coach Ihres Rückens

Rückenschmerzen gehören zu den häufigsten Gründen, weshalb Menschen in den modernen Industriegesellschaften einen Arzt aufsuchen. Eine groß angelegte Studie der Europäischen Union aus dem Jahr 2004 zur Vorbeugung gegen Rückenschmerzen (siehe Seite 122) brachte es erwartungsgemäß an den Tag – der Hauptverursacher von Rückenproblemen ist in ganz Europa (und vermutlich darüber hinaus) derselbe: Bewegungsmangel. Die Experten analysierten zugleich, welche Maßnahmen am besten helfen, um Rückenbeschwerden vorzubeugen. Das Ergebnis war wiederum klar und eindeutig: aktiv sein, und zwar so häufig und vielfältig wie möglich. Dabei ist es (fast) völlig egal, was Sie tun. Hauptsache, Sie tun überhaupt etwas und bewegen sich regelmäßig. Nach Aussage der Wissenschaftler könnten auf diese Weise mehr als 90 Prozent aller Rückenbeschwerden vermieden werden. Werden Sie also zum Coach Ihres Rückens!

Argumente für das neue Rückentraining

Jeder Mensch besitzt die Fähigkeit, Rückenschmerzen aus eigenen Stücken in den Griff zu bekommen. Hier setzt das neue Rückentraining an, bei dem es vor allem heißt: Bewegen, bewegen, bewegen!

> Fordern Sie Ihren Rücken! Belasten Sie ihn, bewegen Sie sich ganz natürlich, vermeiden Sie Schonhaltungen, seien Sie aktiv. So befreien Sie sich aus dem Teufelskreis, der Ihren Körper immer mehr schwächt, was über kurz oder lang unweigerlich zu Problemen führt. Mit dem neuen Rückentraining wappnen Sie sich dagegen – und das ein Leben lang!

> Nur drei bis fünf Prozent der Rückenprobleme werden von den Bandscheiben verursacht. Meistens lösen Muskeln und Bänder die Beschwerden aus. Deshalb müssen diese kontinuierlich trainiert werden.

> Häufig wird über die Bedeutung der Muskeln gesprochen. Doch die wichtigsten, die kleinen tiefen Rückenmuskeln, werden meist vergessen, obwohl nur sie einen fitten Rücken garantieren. Diesen Fehler macht das neue Rückentraining nicht. Ganz im Gegenteil – die tiefen Rückenmuskeln rücken in den Mittelpunkt.

> Es gibt keine falschen Bewegungen und keine unkorrekten Haltungen. Vielmehr reduziert jede Bewegungseinschränkung die natürlichen Möglichkeiten des Menschen, seine Muskeln zu kräftigen. Mit geschwächten Muskeln wird der Rücken je-

doch immer weniger leistungsfähig. Schonung führt in die Sackgasse. Schmerzen sind die absehbare Folge.

> Selbst das Hohlkreuz ist kein Problem. Auch nicht, sich nach vorn zu bücken. Damit erhält sich die Wirbelsäule ihre Beweglichkeit. Sie würde sonst versteifen und ihre flexible S-Form verlieren. Die braucht sie dringend für ganz normale Bewegungen. Deshalb sollten alle Bewegungsrichtungen genutzt werden.

> Der Rücken ist kein »totes« Material – ganz im Gegenteil. Über seine Nervenbahnen und Nervenzellen gelangen laufend Informationen über das Befinden des Rückens zum Gehirn. Bei zu hohen Belastungen werden auch Warnsignale über die Nervenbahnen ausgesendet und müssen nur verstanden und beachtet werden. Aus diesem Grund ist das Wahrnehmungstraining beim neuen Rückentraining so wichtig.

> Auch die Psyche wird berücksichtigt! Denn alle Belastungen des Alltags, wie Stress am Arbeitsplatz oder Probleme in der Familie, Zukunftsängste oder Geldsorgen, wirken sich auf den Rücken aus und lassen die Muskeln verspannen. Dafür gibt es spezielle Entspannungsübungen (ab Seite 104).

Wer rastet, der rostet

Sie wissen vermutlich gar nicht so genau, was Ihrem Rücken gut tut und was nicht. Dabei ist es recht einfach: Alles ist erlaubt – nur Nichtstun ist falsch. Denn wer rastet, der rostet. Sie dürfen Ihrem Rücken viel zutrauen. Selbstverständlich sollten Sie etwas vorsichtiger mit Ihrem Rücken umgehen, solange er nicht ganz fit und gesund ist. Was in diesem Fall zu beachten ist, erfahren Sie ab Seite 112. Beherzigen Sie grundsätzlich die folgenden Ratschläge:

> Schützen Sie Ihre Muskeln besonders gegen Kälte, denn niedrige Temperaturen schwächen sie.
> Wenn Sie psychisch belastet und gestresst sind, dann entspannen Sie Ihre Muskulatur, bevor Sie körperlich anstrengenden Aktivitäten, beispielsweise der Gartenarbeit, nachgehen.
> Beginnen Sie bei Trainingsübungen (ab Seite 58) zunächst mit der leichtesten Variante, und wechseln Sie erst mit gekräftigten Muskeln zum nächsthöheren Schwierigkeitsgrad.

Aber beenden Sie zum Wohle Ihres Rückens das Nichtstun, damit Sie nicht (mehr) in den Teufelskreis der Schonung geraten.

DER TEUFELSKREIS DER SCHONUNG

Schonung ist der erste Schritt in einen Teufelskreis, der unweigerlich zu Rückenschmerzen führt.

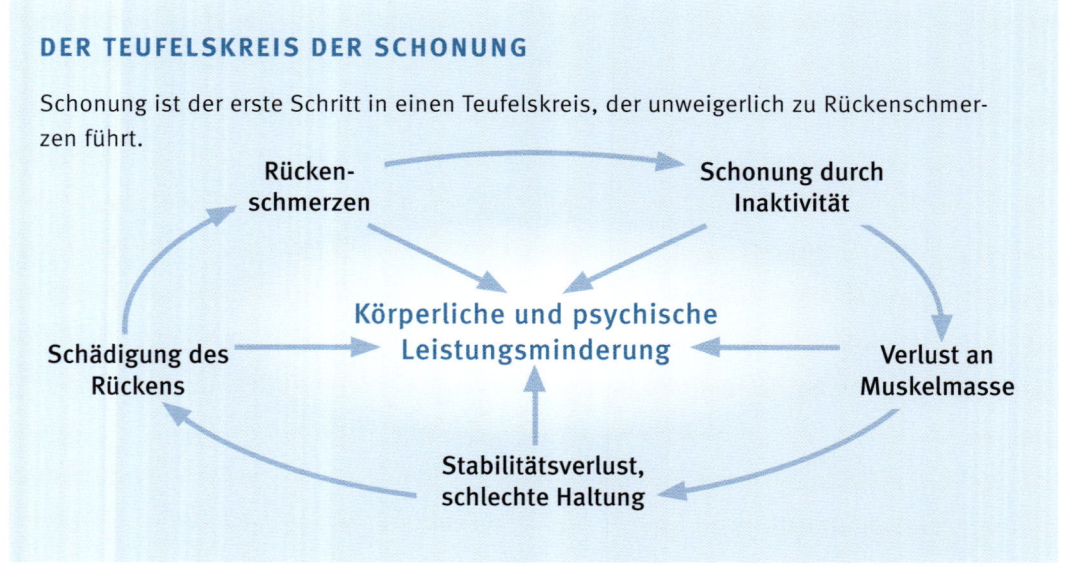

Die Top-Ten-Risiken für den Rücken

Ursachen für Rückenschmerzen gibt es viele, manche sind angeboren, manche beruflich bedingt, andere auf falsche Gewohnheiten zurückzuführen. Die folgenden zehn Risiken zeigen Ihnen, ob Sie möglicherweise zur Risikogruppe gehören.

1 **Bewegungsmangel**
Frauen legen im Durchschnitt täglich etwa 400 Meter, Männer sogar nur 250 Meter zu Fuß zurück. Das ist zu wenig für den Körper. Mehr Aktivität würde helfen, 90 Prozent aller Rückenprobleme zu vermeiden.

2 **Arbeitsunzufriedenheit und Überforderung**
Unzufriedenheit, Zeitdruck und Motivationsprobleme machen aus einer harmlosen Verspannung, die normalerweise nach wenigen Tagen von selbst weggeht, ein großes Problem.

3 **Das Alter**
Bis zum 60. Lebensjahr nimmt die Zahl der Rückenpatienten stetig zu, danach nimmt sie allerdings wieder ab.

4 **Gene und Erkrankungen**
Degeneriert die Wirbelsäule, dann sind in 70 Prozent der Fälle die Gene dafür verantwortlich.

5 **Schwangerschaft**
Durch die Schwangerschaft werden zahlreiche Strukturen überfordert, Bänder und Gewebe gedehnt und dadurch instabil. Das kann bis lange nach der Geburt anhalten.

6 **Gleichförmige, einseitige Tätigkeiten**
Menschen, die tagein, tagaus gleiche Bewegungen machen, sind stärker gefährdet. Die Höhe der Belastung spielt nur eine untergeordnete Rolle.

7 **Frühere Rückenprobleme**
Wer schon einmal Rückenprobleme hatte, bekommt mit mindestens doppelter Wahrscheinlichkeit zu einem späteren Zeitpunkt erneut welche.

8 **Schonung**
Schonung heißt Unterforderung, und diese ist Gift für den Rücken.

9 **Eine Diagnose**
Jede Diagnose, auch wenn sie noch so unerheblich ist, verstärkt das Problem und manifestiert den Rückenschmerz – schließlich liegt ja eine Diagnose vor.

10 **Vibrationen**
Ein ständiges Vibrieren besonders im Frequenzbereich von vier bis sechs Hertz überbeansprucht alle Strukturen der Wirbelsäule. Speziell die Muskeln müssen dann viel mehr Arbeit leisten. Bei Kraftfahrern, die täglich viele Stunden am Steuer sitzen, sind vibrationsbedingte Schädigungen des Rückens bereits als Berufskrankheit anerkannt.

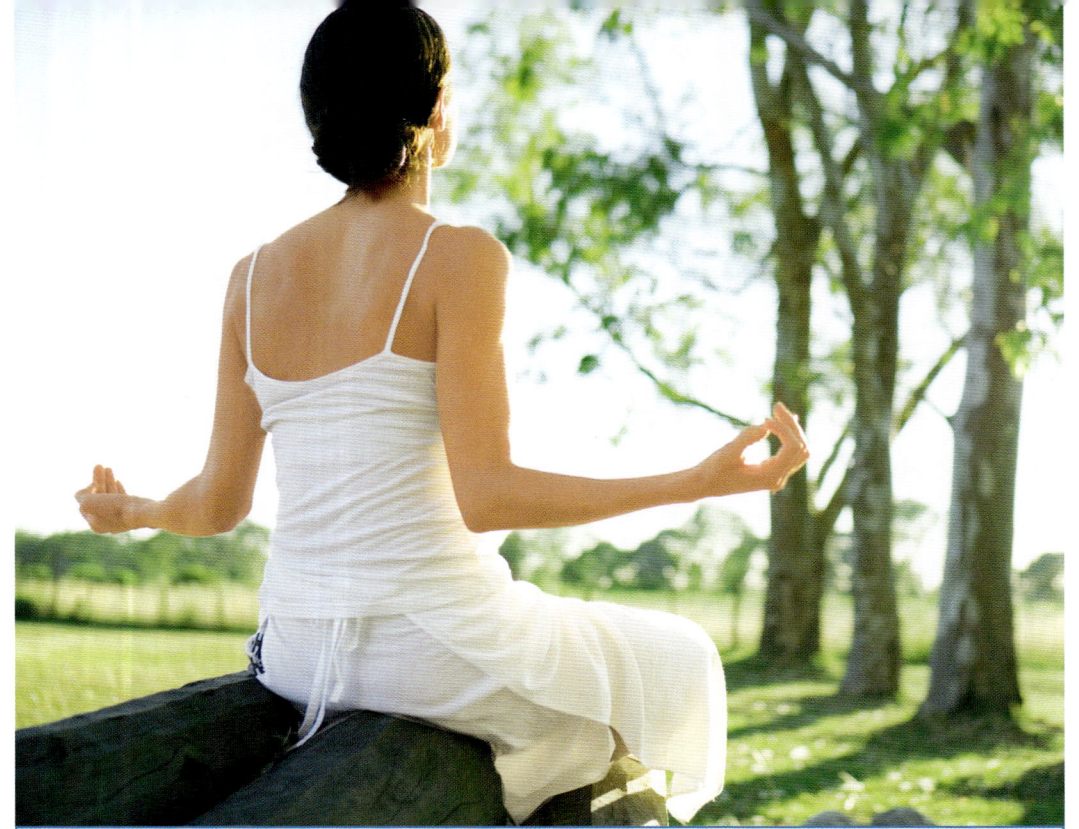

Die Bausteine des Rückens

Vor etwa vier Millionen Jahren wurden unsere Vorfahren modern. Es vollzog sich ein entscheidender Entwicklungsschritt: Erstmalig konnte ein Lebewesen (der Hominide) auf zwei Beinen gehen, laufen, rennen und springen. Später konnte es Werkzeuge und Waffen benutzen. Die Aufrichtung der Wirbelsäule – ein Balanceakt der Evolution. Gegen die Schwerkraft aufrecht stehen und gehen, das schaffen die knöchernen Elemente des Rückens gemeinsam mit den flexiblen dynamischen Strukturen.

Obwohl der Rücken auf der Rückseite des menschlichen Körpers liegt, ist er ein zentrales Organ, das als Einheit verschiedener Systeme verstanden werden muss. Dazu gehören die Wirbelsäule, die Muskulatur sowie das Nervensystem mit dem Rückenmark. Alle diese Bestandteile sind gleich wichtig und garantieren zusammen die erstaunliche Leistungs- und Belastungsfähigkeit des Rückens.

Die Wirbelsäule – ein technisches Meisterwerk

Die Wirbelsäule (Abbildung Seite 17) gleicht mit ihren stabilen und flexiblen Elementen einem langen, gekrümmten Stab. Die stabilen Bausteine sind die knöchernen Wirbelkörper, zu den flexiblen Elementen zählen die Wirbelgelenke, die Bänder und die Bandscheiben. Nur durch die Kombination all dieser Teile gelingt es der Wirbelsäule, so vielfältig zu sein. Doch erst zusammen mit Muskeln, Bändern, Sehnen, Nerven, Kapseln und Blutgefäßen entfaltet sie ihr gesamtes Leistungsspektrum.

Die Wirbelsäule steht in einem engen funktionellen Zusammenhang mit den angrenzenden Gelenken (Becken, Hüftgelenke, Schultern) und den unteren Extremitäten, den Beinen. Nur wenn die Gelenke der Beine und die Beinmuskulatur intakt sind, können sie die Wirbelsäule wirksam entlasten.

ALLTAG UND SPORT LASSEN SIE SCHRUMPFEN

Sport lässt Sie schrumpfen: Wenn Sie eine Stunde auf Asphalt joggen oder ein intensives Muskeltraining mit Hanteln durchführen, dann schrumpfen Sie um etwa einen halben Zentimeter. Denn die Schwingungen der Wirbelsäule vergrößern sich bei Ihren sportlichen Aktivitäten. Das können Sie sich vielleicht besser vorstellen, wenn Sie die Wirbelsäule (Seite 17) mit einem Band nachbilden: Je breiter Sie das doppelte S – also die Schwingungen – ausformen, desto kürzer wird Ihre Konstruktion. Auch dass Sie morgens ein bis zwei Zentimeter länger sind als abends, haben Sie diesen Schwingungen zu verdanken. Nach den Anstrengungen des Tages streckt sich die Wirbelsäule nachts nämlich wieder. Damit Sie auch tagsüber »groß« bleiben: Recken und strecken Sie sich immer wieder mal recht ausgiebig!

Die Wirbelsäule muss täglich einer Vielzahl gegensätzlicher Anforderungen gerecht werden, sie muss sich beugen oder strecken, drehen oder stabil sein. Und sie hat, zusammen mit den Beinen, das Körpergewicht zu tragen. Die an sie gestellten Anforderungen kann die Wirbelsäule nur deshalb erfüllen, weil sie einen hervorragend ausgeklügelten Aufbau besitzt.

Krümmungen und Kurven zum doppelten S

In Laborversuchen brachten amerikanische Wissenschaftler Ratten und Mäuse dazu, sich nur auf den Hinterläufen zu bewegen. Damit wurden die Tiere von Vier- zu Zweibeinern manipuliert. Und siehe da – die Wirbelsäule der Tiere bildete die doppelte S-Form aus, genau wie beim Menschen. Auch die S-Form der menschlichen Wirbelsäule entwickelt sich erst mit zunehmendem Alter, wenn das Gehen und die Schwerkraft ihren Einfluss ausüben. Im Bereich der Halswirbelsäule und der Lendenwirbelsäule zeigt die Wölbung nach vorn (Lordose). Die Brustwirbelsäule ist nach hinten gekrümmt (Kyphose). Zusammen mit der Wölbung des Kreuz- und des Steißbeins ergibt sich die doppelte S-Form, das Federungssystem der Wirbelsäule, das die Belastungen beim Hüpfen oder Laufen abfängt.

Die Wirbelkörper – 24 bewegliche Bausteine

Flexibel wie eine Gliederpuppe – so stellt sich die Wirbelsäule dar. Garant für die Flexibilität ist eine relativ große Anzahl von Einzelgliedern. Das sind die Wirbelkörper, die alle zusammen »übereinander gestapelt« das bewegliche Knochengerüst – auch Rückgrat genannt – darstellen. Dazu gehören sieben Halswirbel, zwölf Brustwirbel und fünf Lendenwirbel. Somit bilden 24 Wirbelkörper die mobilen Glieder der Wirbelsäule. Der untere Abschluss setzt sich zusammen aus fünf unbeweglichen Kreuzbeinwirbeln und vier oder fünf weiteren Wirbeln, dem Steißbein. Insgesamt besitzen wir also 33 oder 34 einzelne Wirbelkörper. Kein Wirbel gleicht dem anderen. Je nach Ort und Aufgabe sind die Wirbelkörper unterschiedlich aufgebaut, um ihre Funktion optimal erfüllen zu können.

WUSSTEN SIE, DASS …

… die Wirbelsäule eines Embryos noch C-förmig gebogen ist? Beim Neugeborenen richtet sie sich schon etwas auf, und etwa ab dem zweiten Lebensjahr nimmt sie langsam ihre spätere S-Form an.

> Im Halsbereich befinden sich recht zierliche Bauelemente, die eine hohe Beweglichkeit besitzen und Sie den Kopf in alle Richtungen drehen lassen.

> Die Wirbelkörper im Brustbereich sind schon deutlich größer. Das hat einerseits mit der zunehmenden Belastung durch das Körpergewicht zu tun. Andererseits hat es aber auch damit zu tun, dass die Brustwirbel ausreichend Platz für die daran ansetzenden Rippen bieten müssen.

> Die Lendenwirbel sind richtige Brocken. Sie müssen schließlich auch den größten Teil vom Gewicht des Rumpfes tragen. Aufgrund ihrer Größe sind sie allerdings wesentlich unbeweglicher.

> Die unterhalb der Lendenwirbel liegenden fünf Kreuzbeinwirbel sind nicht beweglich, sondern zu einer Knochenplatte zusammengewachsen.

> Den Abschluss bildet das Steißbein, das aus vier oder fünf einzelnen Wirbeln besteht, die ebenfalls miteinander verwachsen sind. Ob vier oder fünf, das ist individuell unterschiedlich und ohne große Bedeutung. Wenn Sie das Steißbein spüren, dann übrigens meist unangenehm, beispielsweise wenn Sie sich daran stoßen oder darauf fallen, denn das ist sehr schmerzhaft.

> Das Iliosakralgelenk verbindet das Kreuzbein mit dem Becken. Es verfügt selbst über keine Beweglichkeit.

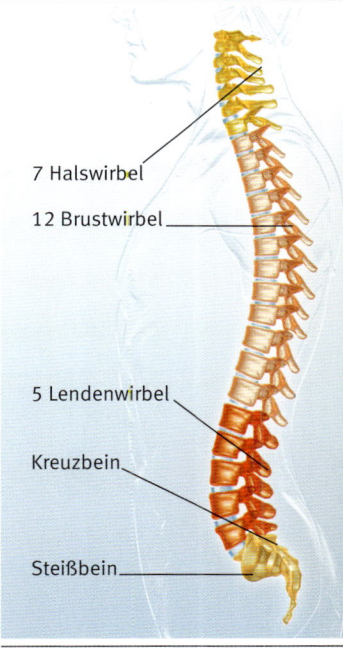

7 Halswirbel

12 Brustwirbel

5 Lendenwirbel

Kreuzbein

Steißbein

Die Wirbelsäule des Menschen ist S-förmig gekrümmt und sehr beweglich.

»SCHLECHTWETTERECKEN« DES RÜCKENS

Deutschland hat Gegenden, die mit einer Schlechtwettergarantie vorbelastet zu sein scheinen. Auch die Wirbelsäule hat ihre Schlechtwetterecke: 74 Prozent aller Beschwerden treten im Bereich des unteren Rückens auf, nämlich an der Lendenwirbelsäule. Das liegt zum einen daran, dass auf ihr der größte Druck des Körpergewichts lastet. Und zum anderen ist der Lendenwirbelbereich auch nur wenig beweglich. Nur zwei bis drei Grad Drehung sind dort möglich. Abrupte Drehbewegungen mit schweren Lasten führen daher besonders häufig zu einem »Unwetter« in dieser Gegend. Etwas »sonniger« ist dagegen der Bereich um die Halswirbelsäule. Sie ist nur in 25 Prozent der Fälle gefährdet. Der kleine Rest von einem Prozent der Rückenbeschwerden betrifft die bewegliche Brustwirbelsäule.

DIE WIRBELKÖRPER

Kleine Wirbelgelenke verbinden die Wirbelkörper miteinander.

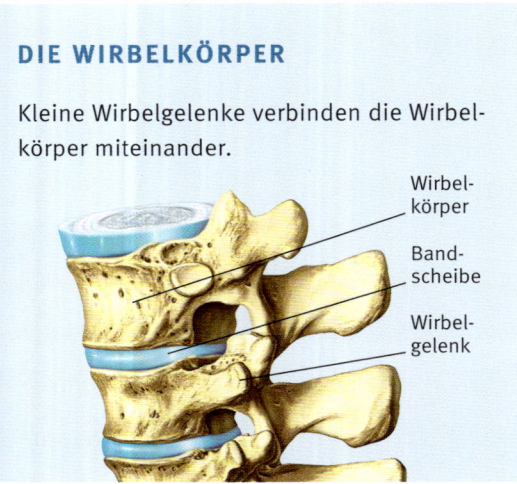

Wirbelkörper

Bandscheibe

Wirbelgelenk

Gar nicht so fest – die knöchernen Elemente
Von außen betrachtet scheinen die Wirbelkörper fest und stabil zu sein. Aber dieser Eindruck trügt, denn nur die relativ dünne Außenschicht der Körper besteht aus festem Knochenmaterial. Das Innere sind feine, zarte Knochenlamellen, die ein Netzwerk senkrechter und waagerechter Verbindungen bilden. Ein genialer Schachzug der Natur, denn dadurch werden die einzelnen Körper viel leichter, ohne jedoch ihre Festigkeit zu verlieren.
Um diese Festigkeit zu erhalten, muss das Knocheninnere je nach Anforderung umgebaut und verbrauchtes Material muss regelmäßig abtransportiert werden.

Die Wirbelgelenke – klein und filigran

Jeder einzelne Wirbelkörper ist über kleine Gelenke mit seinen Nachbarn verbunden und verzahnt. Es handelt sich, obwohl sie sehr klein sind und äußerst filigran gebaut, um echte Gelenke mit Knorpel, Gelenkkapsel und sichernden Bändern. Besonders wichtig ist die jeweils dazugehörige tiefe Muskulatur (Seite 23), wodurch die kleinen Gelenke bewegt, aber auch kontrolliert werden. Alle Gelenke führen relativ große Bewegungen aus, deshalb ist die sichernde und stabilisierende Muskulatur so bedeutsam. Ohne deren Hilfe und Unterstützung könnten die Gelenkflächen verrutschen oder sich sogar verkanten. Das tut weh.
Je nach Lage des Wirbelkörpers im oberen, mittleren oder unteren Bereich der Wirbelsäule sind die Flächen der kleinen Gelenke unterschiedlich ausgerichtet:

> Im Bereich der Halswirbelsäule stehen die Flächen der kleinen Wirbelgelenke flach und fast horizontal zum Boden und ermöglichen so weiträumige Kopfbewegungen.
> In der Brustwirbelsäule stehen die Flächen der kleinen Wirbelgelenke recht steil und erlauben damit vor allem Drehbewegungen des Oberkörpers nach links und rechts.

> In der Lendenwirbelsäule schließlich stehen die Gelenkflächen beinahe senkrecht, sodass fast nur Beuge- und Streckbewegungen möglich sind.

Bänder sind elastische Sicherheitsgurte

Die meisten Menschen kennen es aus eigener, leidvoller Erfahrung: Mit dem Fuß umzuknicken schmerzt ziemlich. Verantwortlich dafür ist eine Dehnung oder sogar Überdehnung der Bänder, die das Sprunggelenk gegen zu große Bewegungen sichern sollen. Bänder finden sich als Sicherheitsgurte in allen großen und kleinen Gelenken des Körpers. Je nach ihrer Lage und Aufgabe sind sie mehr oder weniger fest oder elastisch. Auch an der Wirbelsäule befinden sich solche sichernden Bänder. Ihre Aufgabe ist es, die einzelnen Wirbelkörper miteinander zu verbinden und zu stabilisieren. Dabei wird zwischen aktiven und passiven Bändern unterschieden:

> Die aktiven Bänder an der Wirbelsäule – das vordere und hintere Längsband sowie das sogenannte gelbe Band – sind fest und straff gespannt. Wenn Sie sich aus der aufrechten, normalen Haltung bewegen, zum Beispiel leicht nach vorn bücken, dann werden diese Bänder noch weiter gespannt und die Wirbelkörper gesichert. Wenn Sie sich aufrichten, versuchen die Bänder, ihre normale Länge und Anspannung wiederherzustellen, und unterstützen damit die Muskulatur.

> Die Gelenkkapsel und die Bänder an den Rändern der Wirbelkörper werden als passive Bänder bezeichnet. Denn wenn wir uns bewegen und sie angespannt werden, können sie nicht ohne Hilfe der Muskulatur in den Normalzustand zurückkehren. Allerdings schützen und sichern sie die Wirbelsäule bei extremen Bewegungen. Und sie sind wesentlich weniger schmerzempfindlich als die aktiven Bänder.

BÄNDER SIND EMPFINDLICH

Erst in den letzten Jahren haben Wissenschaftler herausgefunden, dass Bänder, besonders das hintere Längsband, sehr empfindliche Nervenfasern enthalten. Das ist zu spüren, wenn Bänder wegen Bewegungsmangel schlaff und länger werden und dadurch verrutschen. Oder wenn Druck auf sie ausgeübt wird, etwa aufgrund verspannter Muskeln, und sich die Wirbel leicht verschieben. In diesen Fällen sind die Bänder für Rückenschmerzen verantwortlich. Deshalb benötigen sie ständig Bewegungsreize, damit sie sich die für ihre Funktion nötige Festigkeit und Straffheit erhalten.

Ein kleines Wunderding – die Bandscheibe

Der Mensch besitzt 23 Bandscheiben. Sie liegen jeweils zwischen zwei Wirbelkörpern und dienen dem Wirbel als Drehscheibe. Es gibt kleinere und größere Bandscheiben – je nach Größe des dazugehörigen Wirbelkörpers. Die Bandscheiben nehmen insgesamt etwa 25 Prozent der Gesamtlänge einer Wirbelsäule ein. Die Dicke einer großen Bandscheibe beträgt etwa zehn Millimeter. Den äußeren Teil bilden Knorpelfasern, die gleichzeitig die Verbindung zu den Wirbeln darstellen. Das Innere besteht aus einer gallertartigen, zähen Flüssigkeit in einem Kerngehäuse, dessen wesentlicher Bestandteil wiederum Wasser ist. Stellen Sie sich dazu einfach einen mit Wasser gefüllten Luftballon vor.

Bandscheiben können ein Gewicht von 1500 Kilogramm tragen. Und dennoch schaffen Menschen es, sie zu zerstören.

Bandscheiben sind Selbstversorger

Neben dem hohen Wasseranteil befinden sich im äußeren Faserring der Bandscheibe sowie innerhalb des Bandscheibenkerns elastische Fasern. Wie ein Gummiband können sich diese Fasern zusammenziehen oder dehnen. Deshalb sind sie so extrem belastbar. Diese Elastizität und die damit einhergehende Formveränderung bei einer Beanspruchung birgt noch eine weitere Besonderheit: Da die Bandscheiben kaum durchblutet sind, können sie nicht über das Kreislaufsystem versorgt werden. Sie sind das größte Selbstversorgungssystem unseres Körpers. Be- und Entlastung sind die einzigen Nahrungslieferanten. Wie bei einem nassen Schwamm wird bei einer Belastung Flüssigkeit aus der Bandscheibe herausgedrückt. Bei der Entlastung geschieht das Gegenteil: Flüssigkeit wird aufgesaugt, und die lebenswichtigen Nährstoffe dringen in das Innere ein. Dieser osmotische Prozess liefert Aminosäuren, Glukose und Sauerstoff. Die

DIE BANDSCHEIBEN

Die Bandscheiben wirken wie Stoßdämpfer und können enorme Lasten tragen.

Rückenmark

äußerer Faserring

Bandscheibenkern

GU-ERFOLGSTIPP   NICHT NUR KRÄFTIG, SONDERN LANG!

Tagein, tagaus sitzen wir und schwächen unsere Muskeln. Durch das Sitzen werden die Muskeln aber nicht nur schwach, sondern verkürzen sich auch. Besonders die Bauchmuskeln leiden extrem darunter, da beim Sitzen sich Absatz und Ursprung besonders der geraden Bauchmuskeln dauerhaft annähern und der Muskel von seiner normalen und physiologisch notwendigen Länge einbüßt. Die Folgen sind eine veränderte Gesamtstatik, eine unnormale Beckenstellung, Bandscheiben, die nicht mehr ausreichend er-

nährt werden können, und vor allem auch eine eingeschränkte Mobilität und Beweglichkeit der unteren Wirbelsäulenabschnitte. Deswegen müssen gerade die Bauchmuskeln immer wieder gedehnt werden. Das können Sie im Alltag ganz einfach zwischendurch machen: Strecken Sie sich zur Decke – so weit es geht! Oder lehnen Sie sich weit nach hinten und spüren Sie, wie die Bauchmuskulatur auseinandergezogen wird. Stützen Sie dabei Ihre Hände in der Taille ab. Dies wirkt auch nach langen Autofahrten oft Wunder!

Bandscheibe hängt also »am Tropf« des Wechsels von Be- und Entlastung. Wenn Sie starr sitzen, dann fehlt dieser Wechsel. Aber schon beim Gehen werden die Bandscheiben durchgewalkt, und die Versorgung beginnt.

Auf keinen Fall austrocknen lassen

Doch nur wenn sich genug Wasser im Bandscheibenkern befindet, kann der osmotische Prozess ablaufen. Junge, unverbrauchte Kerne bestehen noch zu 90 Prozent aus Wasser. Ältere und ungenutzte Bandscheibenkerne weisen dagegen weniger Wasser auf. Etwa im Alter von 60 Jahren sinkt der Wasseranteil auf 60 bis 70 Prozent. Der Rest sind bindegewebige Strukturen, die bei einer intakten Bandscheibe nur zehn Prozent ausmachen. Bei Unterversorgung der Bandscheibe baut der Körper unelastische Materialien auf und lagert verstärkt Kalzium, Magnesium und Phosphor ein. Dadurch geht die Elastizität verloren. Die Ernährung der Bandscheibe wird schwieriger, und ihre Belastbarkeit nimmt ab. Ausreichend Wasser hilft dagegen, weshalb Sie stets für einen aktiven »Pumpmechanismus« (Seite 121) sorgen sollten.

Die Muskulatur als Motor der Wirbelsäule

Ohne die etwa 150 verschiedenen Muskeln, von denen die Wirbelsäule bewegt, gestützt und getragen wird, wäre sie nicht funktionsfähig. Bereits unter einer Last von nur zwei Kilogramm (das entspricht etwa dem Fettdepot, das wir uns jedes Jahr zwischen Weihnachten und Neujahr zulegen) würde sie zusammenbrechen. Die Muskeln geben der Wirbelsäule die nötige Stabilität.

Ein Mensch ohne Muskeln ist wie ein Auto ohne Motor. Die Muskeln bewegen unsere Gliedmaßen, lassen uns Gegenstände greifen, Fahrrad fahren, laufen oder aufrecht sitzen. Selbst im Schlaf sind einige von ihnen aktiv. Wenn die Muskeln arbeiten, ziehen sie sich zusammen, in ihrer Entspannungsphase kehren sie in ihren Ruhezustand zurück. Den Impuls dazu geben die Nerven (Seite 26).

Muskeln sind jedoch nicht nur für die Bewegungen der Wirbelsäule verantwortlich, sondern sie schützen sie auch. Viel früher und intensiver als die Bandscheiben und die Schwingungen üben die Muskeln bei Belastungen eine Stoßdämpferfunktion aus. Sie fangen jeden Schritt ab und reduzieren – ähnlich einem Airbag im Auto – die Kräfte, die auf den Körper einwirken, um mehr als 90 Prozent. Nur den Rest muss die Wirbelsäule selbst abfangen.

Die Schichten der Muskulatur

Wie in einem elastischen Spinnennetz arbeiten alle Rückenmuskeln zusammen. Man unterscheidet zwischen drei Schichten:

> **Die tiefste Schicht** der Muskeln ist für die Wirbelsäule die wichtigste Gruppe. Sie besteht aus kurzen, kräftigen Muskeln, die gerade, schräg oder auch diagonal von Wirbelkörper zu Wirbelkörper ziehen. Damit gewährleisten sie die Stabilität der Wirbelsäule und sichern die Bewegungen der einzelnen Wirbel untereinander. Arbeiten diese Muskeln nicht richtig, können sich Wirbel verschieben oder Wirbelgelenke verkanten.

> **Die mittlere Schicht** der Muskeln liegt direkt darüber. Diese Muskelgruppe überbrückt die gesamte Länge der Wirbelsäule. Vom Becken aus ziehen die zahlreichen einzelnen Muskelbündel fächerförmig zu den Wirbelkörpern hinauf bis zur Halswirbelsäule und zum Kopf. Sie stabilisieren die Wirbelsäule und ver-

binden sie mit dem Brustkorb. Ihre wichtigste Funktion ist jedoch, den Rücken nach vorn zu beugen und wieder aufzurichten. Wenn diese Muskeln geschwächt sind, können sich Wirbelkörper verschieben und dadurch Blockaden verursachen.

> **Die dritte Schicht** wird von den bei nacktem Oberkörper gut sichtbaren Muskeln gebildet. Sie liegen direkt unter der Haut. Diese dreieckigen oder rautenförmigen Muskeln beginnen an den tastbaren Dornfortsätzen der Wirbelsäule und ziehen zur Schulter und zur Hüfte. Sie verbinden das Becken und den Schultergürtel mit der Wirbelsäule. Auf diese Weise wird die Wirbelsäule in die Bewegung der Arme und Beine mit einbezogen.

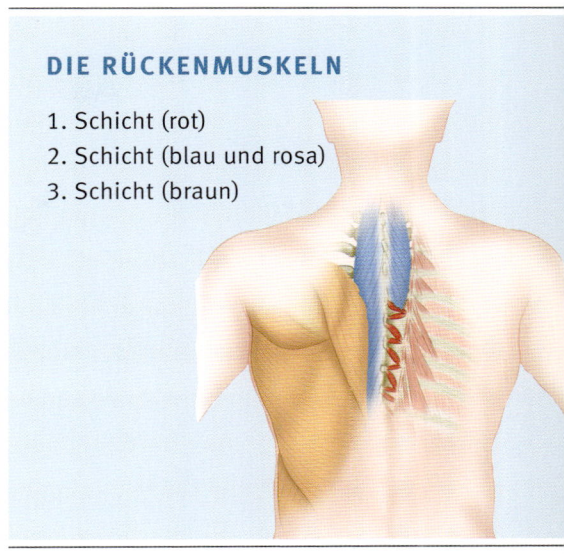

DIE RÜCKENMUSKELN

1. Schicht (rot)
2. Schicht (blau und rosa)
3. Schicht (braun)

Das Geheimnis der tiefen Rückenmuskulatur

Die kleinen und feinen Rückenmuskeln der tiefsten Schicht sind das Geheimnis für einen gesunden Rücken. Sie sorgen dafür, dass die Wirbelkörper wie ein gut funktionierendes Zahnrad ineinander greifen. Sie garantieren die notwendige Stabilität und halten damit die Bandscheibe an ihrem Platz. Die kleinen Muskeln bestehen untypischerweise zu fast 50 Prozent aus Bindegewebe, des Weiteren aus ungewöhnlich großen Muskelfasern, die nirgendwo sonst im Körper zu finden sind. Durch diese Zusammensetzung werden sie zu dem am besten ausgeklügelten Stabilisierungssystem unseres Körpers. Leider lassen sie sich schwer trainieren. Ihre Elastizität und Kraft erhalten Sie nur, indem Sie sie mit kleineren Drehbewegungen des Rumpfes aktivieren.

Sensoren verhindern eine Überdehnung

Da die kleinen Muskeln rechts und links an der Wirbelsäule ansetzen, wird bei einer Drehbewegung die eine Hälfte der Muskeln kürzer und die gegenüberliegende Hälfte länger. Die Muskeln werden also gedehnt, und das registrieren kleinste Messfühler. Um die Muskeln bei einer Dehnung vor dem Zerreißen zu schützen, melden diese Messorgane »Gefahr!«. Oft reichen schon kleinste Drehbewegungen für eine Gefahrenmeldung aus. Die Messorgane leiten ihre Information an die Nerven des Rückenmarks (Seite 26) weiter. Von dort bekommt der Muskel das Signal, sich anzuspannen, um eine weitere Dehnung zu verhindern. Ein ganz natürlicher Reflex, der verhindern soll, dass die kleinen Muskeln Schaden nehmen. Für das Training können Sie diesen Reflex allerdings hervorragend nutzen. Da die Dehnung eine Anspannung der Muskulatur bewirkt, entspricht sie einem Trainingsreiz. Wenn Sie sich also drehen und den Oberkörper rotieren, ist dies das beste Training für die tiefen Rückenmuskeln. Was Sie zusätzlich tun können, erfahren Sie auf den Seiten 64/65 und 76/77.

Die Bauchmuskulatur – ein wichtiger Mit- und Gegenspieler

Wie beneidenswert sind Menschen mit wohlgeformten Körpern, wie sie etwa in Musikvideos zu sehen sind. Doch wie sieht es bei uns aus? Ein dicker Bauch überdehnt die Bauchmuskeln, und sie erschlaffen. Kein schönes Bild, und dies nicht nur im Sommer am Strand. Dabei ist die Bauchmuskulatur sowohl als Mitspieler als auch als Gegenspieler der Rückenmuskulatur enorm wichtig.

DAS ERBE UNSERER VORFAHREN

Von unseren menschlichen Vorfahren haben wir viel Gutes geerbt, aber auch einiges Schlechtes. So ist es leider eine Tatsache, dass die tiefen Muskeln an der Wirbelsäule entwicklungsgeschichtlich bedingt am negativsten auf Bewegungsmangel und Schonung reagieren. Diese für die Stabilisierung der Wirbelsäule so wichtigen Muskeln verkümmern fast doppelt so schnell wie andere. Das hat zur Folge, dass die Wirbelsäule bei allen Drehbewegungen instabil wird, denn die einzelnen Wirbelkörper sind nicht mehr ausreichend gesichert. Deswegen können plötzlich Probleme auftreten, wenn Sie sich bücken und gleichzeitig den Rumpf zur Seite drehen. Bei Drehbewegungen müssen nämlich die kleinen, tiefen Muskeln viel mehr Arbeit leisten als sonst. Können sie das nicht, dann verkanten Wirbel oder blockieren gar. Das ist richtig schmerzhaft.

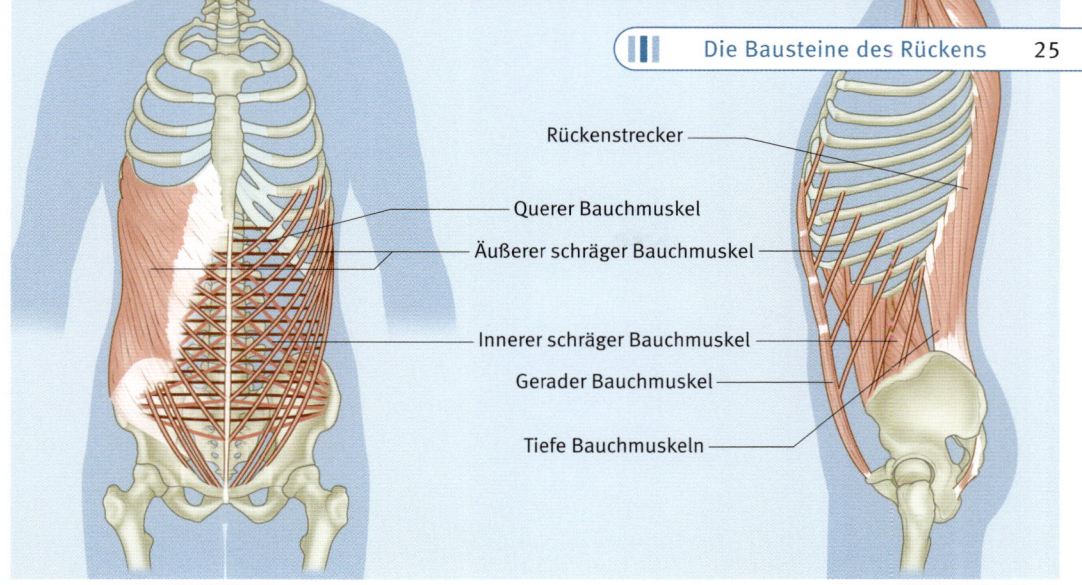

Rückenstrecker

Querer Bauchmuskel

Äußerer schräger Bauchmuskel

Innerer schräger Bauchmuskel

Gerader Bauchmuskel

Tiefe Bauchmuskeln

Die Bauchmuskulatur besteht aus zwei Muskelgruppen: der geraden und der schräg beziehungsweise quer verlaufenden (Abbildung oben). Beide sind für den Rücken gleich wichtig. Während die geraden Muskeln helfen, den Rumpf zu beugen, wirken die schräg und quer verlaufenden Muskeln direkt auf die Wirbelsäule ein und stabilisieren sie. Indirekt unterstützen sie die Rückenmuskulatur bei der Haltung. Sie bilden quasi eine Bauchwand, indem sie das Becken mit dem Brustkorb verbinden. Sind die Bauchmuskeln angespannt, drücken sie von vorn gegen die Wirbelsäule und stützen sie. Damit entlasten sie gleichzeitig die Rückenmuskulatur. Die Bauchmuskeln sind dafür verantwortlich, dass der Körper nach vorn gebeugt und seitwärts gedreht werden kann, ohne an Stabilität einzubüßen. Jedoch müssen dazu sowohl die Bauch- als auch die Rückenmuskeln gleichmäßig fit sein. Ist auch nur eine dieser Muskelgruppen schlapp, dann treten als unweigerliche Folge irgendwann Rückenprobleme auf.

Übrigens: Schwache Bauchmuskeln werden häufig für das Hohlkreuz verantwortlich gemacht. Und das wiederum gilt als Ursache für vielerlei Rückenbeschwerden. Doch am Hohlkreuz ist nichts falsch. Hin und wieder ist es sogar sinnvoll, ein Hohlkreuz zu machen. Denn dadurch erhalten Sie sich die Schwingung im Bereich Ihrer Lendenwirbelsäule und bleiben mobil.

Zu einem fitter Rücken gehören immer auch gut trainierte Bauchmuskeln.

Äußerst sensibel: Nervenbahnen und Rückenmark

Wirbelsäule, Bandscheiben und Muskeln – das sind die weniger geheimnisvollen Bestandteile des Rückens. Doch damit alle Organe des Körpers richtig funktionieren und die ihnen zugedachte Aufgabe erfüllen können, bedarf es einer übergeordneten Befehlszentrale. Diese Funktion übernimmt das Nervensystem, das sich aus zwei großen Abschnitten zusammensetzt: dem peripheren und dem zentralen Nervensystem.

Das periphere Nervensystem

Das periphere Nervensystem verläuft mit seinen vielen kleinen Nervenbahnen überall im Körper. Eine der wohl bekanntesten Nervenbahnen ist der Ischiasnerv, der vom Rücken über das Gesäß bis zum Fuß hinunterzieht. Die peripheren Nerven sorgen beispielsweise dafür, dass Muskeln sich anspannen und entspannen, dass das Herz schneller oder langsamer schlägt und dass der Magen das Essen verdaut. Diese Nerven senden jedoch nicht nur Signale aus, sondern sie nehmen auch Informationen überall im Körper auf und senden sie nach oben zum Rückenmark und zum Gehirn. Temperaturen, Berührungen oder Schmerzen werden dadurch wahrgenommen.

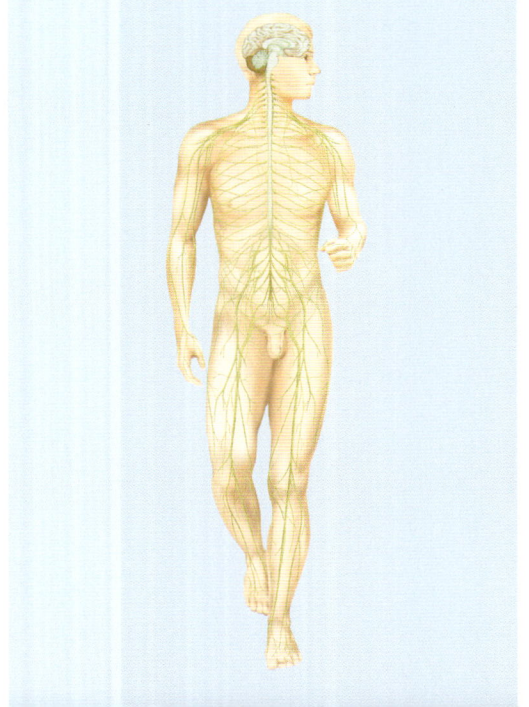

Das fein verzweigte Nervensystem ist ein sehr komplexer Teil des menschlichen Körpers.

Das zentrale Nervensystem

Die einzelnen Nerven sind im Rücken zusammengefasst und zu einem dicken Nervenkanal, dem Rückenmark, gebündelt. Das Rückenmark bildet zusammen mit dem Gehirn das zentrale Nervensystem, das als Kommandozentrale für alle lebensentscheidenden Funktionen wichtig ist. Der Nervenkanal beginnt direkt unterhalb des Gehirns an der Schädelbasis, läuft die Wirbelsäule entlang und endet etwa in Höhe des ersten Lendenwirbels. Auf dieser Strecke von ungefähr 45 Zentimetern zweigt bei jedem Wirbel links und rechts jeweils ein einzelner Nerv ab. Und auch unterhalb des ersten Lendenwirbels – dort liegen die Nerven wieder frei – treten aus dem dicken Rückenmark viele einzelne Nerven aus, die sich in der Hüft- und der Bauchregion sowie in den Beinen verteilen.

Dadurch, dass das Rückenmark in einem speziellen knöchernen Kanal innerhalb der Wirbelsäule verläuft, ist es gut vor schädigenden Einflüssen und Verletzungen geschützt.

Der Rücken als Spiegelbild unseres Befindens

Im Rücken werden also sämtliche körpereigenen Informationen gesammelt und an das Gehirn und die dazugehörenden zentralen Einheiten weitergeleitet. Das geschieht auf zwei Wegen: Der erste Weg ist vom Gehirn über den Rückenmarkskanal in die Muskeln hinein. Hier handelt es sich um Informationen zur Anspannung und Entspannung der Muskeln. Der zweite Weg läuft genau umgekehrt, nämlich von den Muskeln über den Rückenmarkskanal zum Gehirn. Er informiert über die Anspannung der Muskeln (etwa wie stark), über die Stellung von Gelenken, über Berührungen und Bewegungen. Alle diese Informationen werden im Rücken gesammelt, gebündelt und der zentralen Verarbeitung im Gehirn zugeleitet. Damit ist der Rücken neben dem Gehirn das bestinformierte Organ. Über sämtliche im Körper ablaufenden Geschehnisse weiß er jederzeit Bescheid und kann auf sie Einfluss nehmen. Verschaltungen von Muskeln oder Gewebestrukturen wie Bänder und Sehnen mit den Nerven halten ihn ständig auf dem Laufenden. Selbst Gefühle – positive, wie etwa Anerkennung, und negative, wie beispielsweise Überforderung – bleiben ihm nicht verborgen. Und er reagiert entsprechend. Deswegen ist Ihr Rücken ein Spiegelbild Ihres Befindens und Ihrer momentanen Leistungsfähigkeit.

GU-ERFOLGSTIPP

HALTEN SIE IHRE NERVEN IN BEWEGUNG!

Über die Nerven machen wir uns oft überhaupt keine Gedanken, dabei müssen auch sie gepflegt werden. Wussten Sie eigentlich, dass Nerven auch gedehnt werden können und müssen? Nerven müssen mobil sein und jeder Bewegung folgen können, damit keine Probleme entstehen. Allein das »dicke Rückenmark« kann bis zu sieben Zentimeter länger werden. Und gerade auch der Ischiasnerv muss flexibel bleiben, sonst »zwickt« er. Machen Sie Ihren Nerven zuliebe unsere Dehnübungen 9 bis 14 (Seite 76 bis 87).

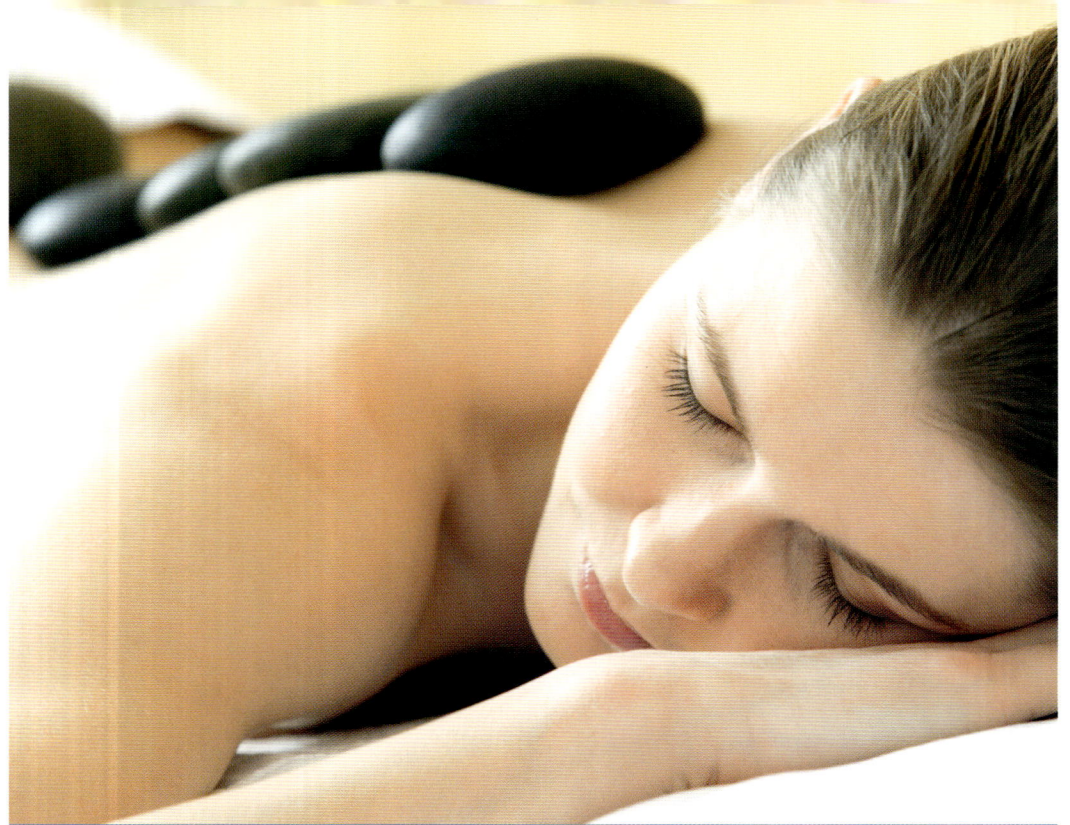

Die Sprache des Rückens

Ihr Rücken kann Ihnen viel erzählen, denn er hat eine eigene Sprache. Sie nennt sich »Propriozeption« (lateinisch proprius = eigen, receptio = Empfindung) und basiert auf kleinen Organen, den Rezeptoren. Diese nehmen Reize auf und leiten sie über Nervenbahnen dorthin, wo der Mensch sie verarbeiten kann: ins Gehirn. Die meisten Informationen unterdrückt der menschliche Organismus, weil sie ihm nicht wichtig scheinen. Wenn Sie sich jedoch auf sie konzentrieren, werden die Signale verständlich.

Der Rücken selbst ist – mit Ausnahme der Halswirbelsäule – nicht mit diesen kleinen Kommunikationswundern gesegnet. Aber sie reichen aus, um zu verstehen, was Ihnen Ihr Rücken mitteilt: ob es ihm gut, weniger gut oder gar schlecht geht. Hören Sie hin, damit Sie ihn besser kennen lernen und seinen Forderungen nachkommen können. Sie werden staunen, was Sie plötzlich alles spüren.

Die Rezeptoren – wichtige Messfühler

Aus der Tiefe des Körpers werden ständig Informationen über die Spannung der Muskulatur, die Stellung der Gelenke, über Druck, Schmerz, Kälte und Wärme gesendet, und bei Bewegungen wird sogar die Geschwindigkeit ermittelt. So erfahren Sie, wie Sie gerade sitzen oder stehen. Wie viel Kraft Sie aufwenden müssen, um eine Tasse Tee oder einen Kasten Mineralwasser zu heben. Oder wie der Fuß im Sand oder auf unebenem Rasen im Park aufgesetzt werden muss. Besonders an den empfindsamen Zonen der Füße und der Hände besitzen wir viele dieser Messfühler. In den Muskeln der Finger befinden sich etwa 120 Stück pro Gramm Muskelmasse. Am Rumpf, und hier besonders an der Wirbelsäule, gibt es verhältnismäßig wenige: Pro Gramm Muskelmasse befinden sich dort nur fünf Messfühler. Deshalb sind wir an Händen und Füßen so sensibel und am Rücken dagegen vergleichsweise unsensibel. Das erklärt, weshalb Sie oft gar nicht merken, was mit Ihrem Rücken geschieht. Dabei sind die Rezeptoren mit einer Sirene oder einem Blaulicht vergleichbar – mit einem kleinen Unterschied: Sie warnen nicht nur, sie signalisieren auch, wenn Sie sich wohlfühlen.

Muskelspindeln und Sehnenspindeln

Besonders intensiv kommunizieren die Rezeptoren der Muskeln und Sehnen – die Muskelspindeln und die Sehnenspindeln – mit Ihnen (Abbildung Seite 30):

GU-ERFOLGSTIPP

REZEPTOREN WARNEN AUCH IM ALLTAG

Wenn Sie am Arbeitsplatz längere Zeit starr sitzen, werden einige Muskelgruppen durch die einmal eingenommene Position überfordert. Dies melden Ihnen die Rezeptoren sofort. Sie senden Warnsignale aus, wann immer ihnen etwas nicht gefällt. Hören Sie besonders in belastenden Situationen darauf. Falls Ihnen das nicht gleich gelingt, sollten Sie vorsichtshalber automatisch etwas tun: Wechseln Sie spätestens nach zehn Minuten Ihre Sitzposition, damit die Muskeln nicht überfordert werden.

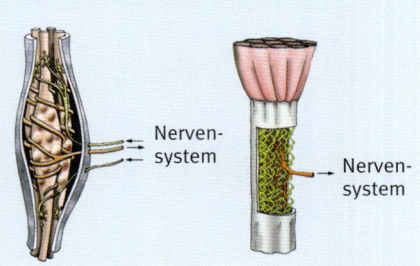

MUSKELSPINDELN UND SEHNENSPINDELN

Sie sind die wichtigsten Rezeptoren für die Körperwahrnehmung: die Muskelspindel (links) und die Sehnenspindel (rechts).

Nervensystem

Nervensystem

> **Die Muskelspindeln** befinden sich in allen Muskeln des Körpers und heißen so, weil eine Nervenfaser spiralförmig um eine Muskelfaser gewickelt ist. Sie messen die Muskellänge und die Muskeldehnung und schützen den Muskel vor einer Verletzung bei Überdehnung. Gleichzeitig sorgen sie dafür, dass Muskeln sich entspannen, wenn sie nicht gebraucht werden.

> **Die Sehnenspindeln** befinden sich an der Verbindungsstelle von Muskeln und Sehnen. Es handelt sich um kleine, mit Flüssigkeit gefüllte Messaggregate, die sowohl die Dehnung als auch die Anspannung und Kraft eines Muskels messen. Damit informieren sie über seine Kontraktion und gleichzeitig über die Position eines Gelenkes.

Informationen am laufenden Band

Die Rezeptoren übermitteln ständig Informationen über das Befinden der Muskeln, ob sie ermüdet und erschöpft oder entspannt und erholt sind. Da die Muskeln über die Sehnen direkt mit der Wirbelsäule verbunden sind, wirkt sich ihr Befinden unmittelbar auf den Rücken aus. Wenn es beispielsweise zu Überlastungen kommt, melden dies die Rezeptoren. Kommt es zu Verspannungen, dann registrieren und melden dies die Spindeln. Die kleinen Organe sind ständig aktiv, sei es im Sitzen, Liegen oder Stehen – auf sie können Sie sich einfach verlassen, vorausgesetzt, Sie verstehen sie. Versuchen Sie es gleich einmal: Spüren Sie, ob Ihre Muskeln angespannt oder locker und entspannt sind? Spüren Sie irgendwo eine Veränderung, wenn Sie Ihre momentane Position verändern oder sich langsam bewegen? Hören Sie auf die Rezeptoren! Dann wissen Sie bald, was Ihnen und Ihrem Rücken guttut (Übungen ab Seite 60).

Auch Stress wirkt auf den Rücken

»War das wieder ein stressiger Tag!« Und der wirkt sich nicht nur auf die Psyche aus, sondern beeinträchtigt ebenso den Körper. Stress ist nicht grundsätzlich schlecht – er ist einfach die natürliche Reaktion des Körpers auf eine Herausforderung. Nur wenn diese kaum oder nur mit allergrößter Anstrengung zu bewältigen ist, wird sie zum Problem. Und das ist die typische Folge: Der Körper verspannt sich. Wenn sich beispielsweise die Nackenmuskulatur anspannt, schiebt sich das Gesicht nach vorn. Um ein Gegengewicht zu bilden, kontrahieren die Muskeln am siebten Halswirbel. Kommt das häufiger vor, können die Muskeln nicht mehr richtig erschlaffen. Dann ist der Nacken chronisch verspannt, und die Schultern sind hochgezogen. Die Statik kommt ins Ungleichgewicht. Der Brustkorb ist in seiner Flexibilität stark einge-

---

GU-ERFOLGSTIPP   DIE SPINDELN HELFEN ENTSPANNEN

Die ersten Rezeptoren, die eine Dehnung verspüren, sind die Muskelspindeln. Sie versuchen, den Muskel zu schützen, und wollen die Dehnung verhindern. Dies ist insbesondere dann zu spüren, wenn Sie ruckartig dehnen, denn die Muskelspindeln reagieren zunehmend auf schnellere Bewegungen. Dehnen Sie langsam und vorsichtig immer weiter, dann überlisten Sie die Muskelspindeln. Als Nächstes reagieren dann die Sehnenspindeln. Um die Sehnen zu schützen, die ja jeden Muskel mit dem Knochen verbinden, sendet die Sehnenspindel ein Signal an das Rückenmark. Dieses reagiert sogleich auf den »Wunsch« und entspannt die Muskeln. Die Sehne kann wieder »aufatmen«!

Genau diesen Mechanismus können auch Sie ausnutzen. Halten Sie bei den Übungen auf den Seiten 76 bis 87 die Dehnung also mindestens 10 bis 15 Sekunden und Sie profitieren vom Sehnenspindel-Reflex, der die Muskeln entspannen lässt.

schränkt. Der Atem wird flach, und Schultern und Arme lassen sich nicht mehr frei bewegen. Wenn das kein Teufelskreis für massive Probleme ist!

Rückenschmerzen – individuell und oft undefinierbar

Der Rücken ist ein Zentrum des sinnlichen Genusses. Denken Sie nur daran, wie angenehm eine Rückenmassage ist. Aber er ist gleichzeitig ein Ort, an dem sich viele Störfaktoren als Schmerz sammeln und bemerkbar machen. Ganze 90 Prozent aller Rückenschmerzen lassen sich keiner eindeutigen körperlichen Ursache zuordnen (siehe Kasten unten). Deshalb werden sie in der Medizin als »unspezifische Schmerzen« bezeichnet. Sie sind sehr vielschichtig und kaum durchschaubar.

Gar nicht selten ist der Rückenschmerz ein Hilfeschrei aus Ihrem Innersten, der bedeutet: »Stopp, so darf und kann es nicht weitergehen!« Aus verschiedenen Studien geht hervor, dass mindestens 30 Prozent aller Patienten mit Rückenschmerzen unter hohen psychischen Belastungen leiden. Vor allem depressive Verstimmungen können zu Rückenbeschwerden oder gar zu einem Hexenschuss führen. Und in der Tat, wenn Sie auf Ihre innere Stimme hören und langsamer treten, dann verschwinden in 90 Prozent der Fälle die Beschwerden so sang- und klanglos, wie sie gekommen sind. Überdenken Sie also bei Rückenschmerzen neben Ihren körperlichen Belastungen auch Ihren gegenwärtigen emotionalen

KÖRPER UND PSYCHE SIND UNTRENNBAR
Ist die Seele im Gleichgewicht, dann geht es meist auch dem Körper gut. Fühlen Sie sich psychisch schlecht, dann leidet Ihr Körper mit. Vor allem der Rücken gilt als Spiegel der Befindlichkeit. Daran sollten Sie bei Rückenschmerzen denken.

NUR SELTEN IST ES RICHTIG SCHLIMM

Nur zehn Prozent aller Rückenbeschwerden besitzen eine eindeutige Ursache. Bei den organischen Ursachen handelt es sich meistens um eine Bandscheiben-Vorwölbung (Protrusion) oder um einen Bandscheiben-Vorfall (Prolaps). Auch eine Bandscheiben-Entzündung oder eine Einengung des Nervenkanals (etwa des Ischiasnervs) können Schmerzen verursachen. Die Heilungschancen stehen in allen Fällen mittlerweile sehr gut.

Zustand. Versuchen Sie, Alltagsschwierigkeiten in den Griff zu bekommen oder ihnen zumindest mit mehr Gelassenheit zu begegnen (Tipps für Entspannungsstrategien finden Sie ab Seite 104). Das reicht oft schon aus, um die Beschwerden wieder loszuwerden. Der Kern des Übels sitzt nämlich selten dort, wo es schmerzt.

Akuter Schmerz: eine Warnung des Körpers

Sich kurz zur Seite gedreht – und plötzlich ein schmerzhafter Stich im Rücken. Das ist die typische Situation, von der die meisten Menschen mit plötzlich auftretenden Schmerzen berichten. In solchen Fällen ist der Schmerz als sinnvolle Reaktion des Körpers zu verstehen, der damit reflexartig die Überbelastung beendet. Aufgenommen werden die Veränderungen im betroffenen Gewebe von sensiblen Messfühlern, den Nozizeptoren oder »freien Nervenendigungen«. Ebenso wie die Muskelspindeln zählen Sie zur Gruppe der Propriozeptoren. Ihre Hauptaufgabe ist es, bei chemischen oder thermischen Veränderungen Signale an das zentrale Nervensystem zu schicken. Erst dort wird entschieden, ob es sich um eine »bedrohliche« Situation handelt. Wird das Signal als Bedrohung für das Gewebe empfunden, dann entscheidet das Gehirn, dass »gehandelt« werden muss. Die Folge ist, dass das Gehirn »Schmerzsignale« aussendet. Erst das Gehirn also entscheidet über

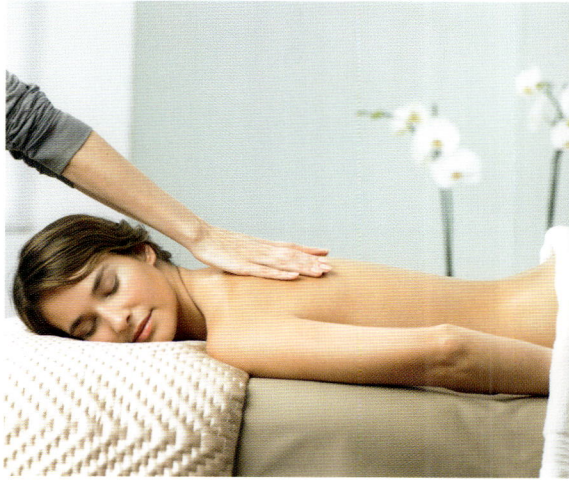

Bei akuten Rückenschmerzen sollten Sie sich bewusst entspannen und Ihrem Körper eine kurze Pause gönnen.

Schmerz oder nicht Schmerz! Die Konsequenz ist eine sofortige Schonhaltung. Diesen natürlichen Schutzmechanismus, der zwar momentan zweckmäßig ist, sollten Sie möglichst schnell wieder ablegen. Ein typisches Beispiel für einen Schutzmechanismus ist der Schiefhals bei starken Schulter- und Nackenbeschwerden.

Am besten gönnen Sie sich bei akuten Schmerzen eine kurze Auszeit von etwa ein bis zwei Tagen. Damit geben Sie Ihrem Körper die Chance, sich selbst zu helfen. Länger sollte die Schonzeit allerdings nicht dauern, damit der Schmerz sich nicht festsetzen, also auf keinen Fall chronisch werden kann.

Chronischer Schmerz: lästig und ohne Sinn

Während der akute Schmerz noch als eindeutiges Alarmsignal zu werten ist, hat der chronische Schmerz diese Funktion nicht mehr. Die Verbindung von Ursache und Wirkung ist verloren gegangen. Das Nervensystem hat eine Überempfindlichkeit gegen alles, was schmerzhaft werden könnte, ausgebildet. Es entsteht eine Art Schmerzgedächtnis, aufgrund dessen selbst kleinste Berührungen als starke Schmerzen empfunden werden. Damit hat sich der Schmerz verselbstständigt und seinen eigentlichen Sinn eingebüßt. In diesem Fall spricht man von chronischen Schmerzen, und die entwickeln sich besonders häufig im Zusammenhang mit dem Rücken. 15 Prozent der Rückenprobleme werden chronisch, weil die Schmerzwahrnehmung und die Schmerzverarbeitung außer Kontrolle geraten. Dann sind Sie allerdings schmerzkrank und nicht mehr rückenkrank. Deswegen ist es so wichtig, Schmerzen nicht überzubewerten und möglichst schnell wieder zur Normalität zurückzukehren.

»Glückshormone« gegen Schmerzen

Auf welche Weise können Sie nun Schmerzen in den Griff bekommen? Ganz einfach, indem Sie sie mit körpereigenen Stoffen hemmen. Ebenso wie seelische Belastungen das Schmerzsystem aktivieren, können bestimmte körpereigene Stoffe wie ein stimulierendes Medikament wirken. Dazu gehören zum Beispiel die Endorphine oder das Serotonin – die bekannten »Glückshormone«. Die Zauberformel, um diese Muntermacher zu aktivieren, heißt: Bewegung an der frischen Luft – und zwar bei Tageslicht. Licht lässt die Glückshormone sprießen und den Schmerz vergessen. Ein Spaziergang wirkt in diesem Fall wie eine Schmerztablette – doch im Gegensatz zur Tablette ist er kostenlos und garantiert ohne negative Nebenwirkungen.

Am allerbesten ist es selbstverständlich, wenn Sie Rückenschmerzen erst gar keine Chance lassen. Was Sie dafür tun können, erfahren Sie im Praxisteil ab Seite 37. Sie werden staunen, wie gering der Aufwand ist. Schon eine halbe Stunde Bewegung am Tag beugt Rückenschmerzen vor. Und das in jedem Alter.

Schmerzen und ihre Ursachen

Auf der Suche nach den Ursachen für Schmerzen – wie etwa Kopfschmerzen – stellt sich oft die Frage nach einem möglichen Zusammenhang zwischen den Schmerzen und dem Befinden des Rückens.

Mir schlafen oft die Hände ein. Kann das von der Wirbelsäule kommen?

Schmerzen oder Taubheitsgefühle, die in die Hände oder Arme ausstrahlen, können von einer Verkrampfung der Nackenmuskulatur herrühren. Sie können aber auch durch Nervenirritationen oder durch einen Verschleiß der Halswirbelsäule ausgelöst werden. Taubheitsgefühle, die durch Muskelverspannungen verursacht werden, halten meist nur relativ kurz an und verschwinden mit zunehmender Bewegung. Wenn Sie testen wollen, ob tatsächlich eine Muskelverspannung Ursache des Taubheitsgefühls ist, dann schütteln Sie kräftig die Arme aus. Verschwindet das Symptom, spricht das eher dafür. Wenn nicht, gehen Sie vorsichtshalber zum Arzt.

Können Kopfschmerzen oder auch Migräne durch den Rücken verursacht werden?

Die Ursachen für Kopfschmerzen und Migräne sind vielfältig. Fragen Sie auf jeden Fall Ihren Arzt. Nicht selten ist die Halswirbelsäule dafür verantwortlich. Besonders Verspannungen der Schulter-, Nacken- und Halsmuskulatur können solche Schmerzen auslösen.

Wann muss ich bei Rückenbeschwerden zum Arzt gehen?

Mehr als 80 Prozent der Probleme verschwinden wieder von allein. Wenn Sie zum ersten Mal Rückenschmerzen haben und unsicher sind oder wenn Sie sehr starke Schmerzen oder gar neurologische Ausfälle haben, dann sollten Sie allerdings schnell einen Arzt aufsuchen.

Ist es eigentlich richtig, dass auch die Wirbelsäule altert?

Irgendwie altert auch die Wirbelsäule. Früher war man der Meinung, alle Probleme des Rückens seien auf eine altersbedingte Degeneration zurückzuführen. Degeneration ist aber in drei Viertel aller Fälle genetisch bedingt. Altern ist somit fast nur eine Frage des richtigen Umgangs mit der Wirbelsäule. Gut »gepflegte« Wirbelsäulen sind im fortgeschrittenen Lebensalter ganz sicher fitter als ungepflegte jugendliche Strukturen.

Können Nahrungsergänzungsmittel Rückenschmerzen vorbeugen?

Als Vorbeugung gegen Rückenschmerzen ist die Wirkung von Zusatzpräparaten eher fraglich. Es reicht, wenn Sie sich ausgewogen und gesund ernähren.

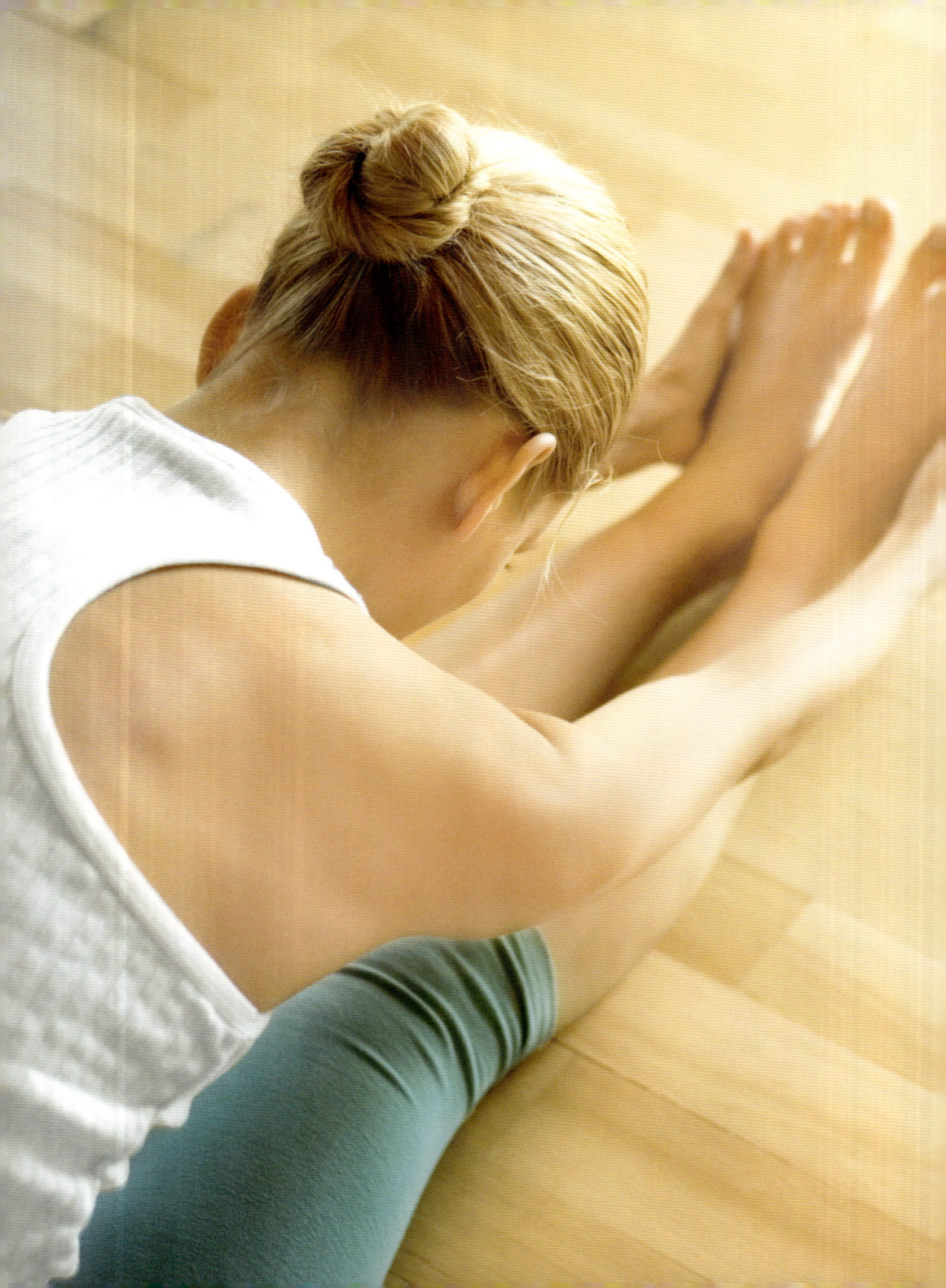

BEWEGUNG – EIN LEBENSELIXIER

Bewegung ist ein Allzweck-Medikament, das den Nobelpreis verdient. Sie hält rundum fit. Das sollte Sie motivieren, aktiv zu sein. Am besten sofort!

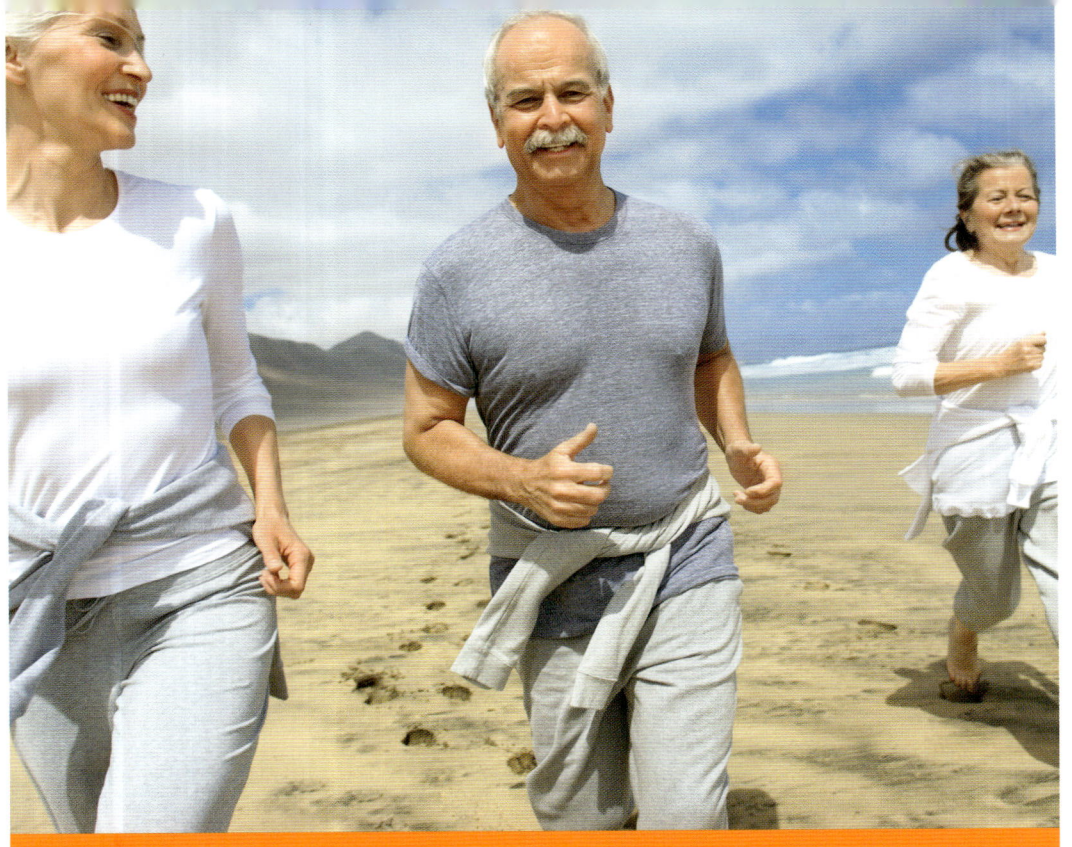

Aktivierung heißt Bewegung

Wie wäre das: Sie sprühen nur so vor Energie. Keine Belastung wirft Sie aus der Bahn. Sie sind ausgeglichen und können es körperlich mit Jüngeren locker aufnehmen. Zufriedenheit und Optimismus erfüllen Sie jeden Tag aufs Neue. Die verloren geglaubte Kreativität ist zurückgekehrt. Ihr Hausarzt ist begeistert von Ihrem guten Gesundheitszustand. Rückenschmerzen sind zu einem Fremdwort geworden, und auch andere Wehwehchen, die Ihnen früher von Zeit zu Zeit zu schaffen machten, sind verflogen.

Ausdauer, Kraft und Beweglichkeit

Ausdauer, Kraft und Beweglichkeit – das sind die drei Schlüssel der Aktivierung. Ausdauer ist nötig für alles, was wir tun, und garantiert uns lebenslange Leistungsfähigkeit. Kraft ist die Voraussetzung für alles Schwierige im Alltag. Ohne Kraft ist selbst Treppensteigen eine echte Herausforderung. Und Beweglichkeit hält uns geschmeidig und erleichtert uns die gewöhnlichen Dinge des Lebens. Alle drei Elemente sind wichtig und selbst in höherem Alter noch trainierbar. Schon 20 bis 30 Minuten körperliche Aktivität pro Tag reichen aus, um den Jungbrunnen zum Sprudeln zu bringen. Und das Feine: Es ist nie zu spät, damit anzufangen, auch nicht mit 60 oder 70. In jedem Alter werden Sie sich wohler fühlen.

Die Ausdauer

Unser Herz schlägt täglich 24 Stunden, und dies unser Leben lang. Es schlägt etwa 5.000-mal pro Stunde und 120.000-mal pro Tag. Und dabei pumpt es etwa 1.200 Liter Blut durch den Körper. Das Herz ernährt damit alle Organe, die Muskeln und auch die Knochen. Dabei ist es ein echter Winzling und wiegt nur 350 Gramm. Bewegung und Sport kräftigen das Herz, das schließlich selbst auch nur ein Muskel ist. Dadurch kann es mehr Blut durch die Gefäße pumpen und mit weniger Schlägen auskommen. Das steigert die Ausdauer. Ausdauertraining verbessert jedoch nicht nur die Herzfunktion. Es verbrennt Energie, lässt Pfunde schwinden, schützt die Gefäße und stärkt das Immunsystem. Ausdauertraining bringt pure Lebensenergie. Drei- bis viermal pro Woche 30 bis 40 Minuten sind ideal. Zur Verbesserung der Ausdauer bieten sich besonders Joggen, Fahrradfahren, Nordic Walking und strammes Spazierengehen an. Wählen Sie das, was Ihnen am meisten Spaß macht. In der Sportartentabelle (Seite 44 und 45) finden Sie etliche Vorschläge.

Die Kraft

Der Internist Dr. Ulrich Strunz hat einmal geschrieben: »Der Muskel ist die einzige biologische Uhr, die man zurückstellen kann!« Damit hat er wirklich Recht. Keines unserer Organe lässt sich so leicht, so ungefährlich und so effektiv auf jung trimmen.

KLEINE BEWEGUNG – GROSSE WIRKUNG

Wussten Sie, dass jede Bewegung dem Gehirn nützt? Bewegungen lassen die Durchblutung im Gehirn um mindestens 30 Prozent ansteigen. Selbst wenn Sie nur den kleinen Finger rühren, steigt sie rapide an. Gibt es da noch irgendeinen Grund, nicht gleich loszulegen?

Unsere Muskeln sind nämlich bis ins höchste Alter hervorragend trainierbar. Mit zwölf Monaten Training können Sie die Kraft eines Muskels um mehr als 100 Prozent steigern. Und das hat nichts mit dem Alter zu tun.

Um Ihre Muskeln leistungsfähig zu halten (oder zu machen), müssen Sie sie allerdings pflegen, also nutzen. Auch die des Rückens, die besonders wichtig sind. Mit gestärkten Muskeln fällt alles leichter: Treppen steigen, schwere Gegenstände tragen und auch Sport treiben. Drehen Sie also an Ihrer biologischen Uhr und erhalten Sie sich diesen Jungbrunnen. Unsere Übungen (ab Seite 60) unterstützen Sie dabei.

Die Beweglichkeit

Sie ist so einfach, und trotzdem vernachlässigen wir sie: die Gymnastik. Zehn Minuten täglich oder zumindest mehrmals pro Woche würden schon reichen, damit Sie bis ins hohe Alter beweglich und mobil bleiben. Die Beweglichkeit nimmt übrigens ab

PULSFORMEL FÜR UNGETRÜBTEN SPASS

Damit Sie sich weder unter- noch überfordern, sollten Sie für das optimale Ausdauertraining Ihren idealen Pulswert kennen. Die folgende Formel errechnet den Puls, bei dem Sie die besten Trainingsergebnisse erreichen, und bietet sich vor allem für Laufen, Joggen, Walking und Nordic Walking an:

> Trainingsherzfrequenz (THF) =
  $(220 - \frac{3}{4} LA - RHF) \times Y + RHF$

Das sieht nur schwierig aus, solange Sie die Abkürzungen nicht kennen:

LA = Lebensalter

RHF = Ruheherzfrequenz: Messen Sie dafür morgens noch vor dem Aufstehen den Puls an der Handschlagader am Unterarm oder an der Halsschlagader.

Y = Trainingszustand: Y-Wert für

> Untrainierte: 0,50 bis 0,59
> mäßig Trainierte: 0,60 bis 0,69
> Trainierte: 0,70 bis 0,75

Das Rechenbeispiel für eine 40-jährige untrainierte Frau mit einem Ruhepuls von 75 Schlägen pro Minute ergibt eine Trainingsherzfrequenz von 132.

> Also: $(220 - 30 - 75) \times 0,50 + 75$

Achtung: Wenden Sie die alte Schulregel an: Immer zuerst den Wert in Klammern berechnen, und »Punkt geht vor Strich«.

dem Kindesalter alle zehn Jahre um zehn Prozent ab. Nach dieser Faustregel wären Sie also mit 100 steif – welch grausame Aussicht!

Auch Gelenke rosten. Und brauchen deshalb Pflege. Nur wer sich bewegt, schmiert seine Gelenke, hält die Muskeln flexibel und leistungsfähig. Und bleibt so mobil und agil. Gymnastik lohnt sich in jedem Alter. Dennoch: Je früher, desto besser – am besten sofort. Deshalb finden Sie auch für die Beweglichkeit ab Seite 60 effektive Übungen.

Zehn Gründe, sofort mit Bewegung anzufangen

1. Bewegung stärkt das Herz-Kreislauf-System. Damit steigert sie die Ausdauer, kräftigt den Herzmuskel und schwemmt die Giftstoffe aus dem Körper.

2. Bewegung ernährt die Bandscheiben und »schmiert« die Gelenke. So bleiben sie funktionstüchtig.

3. Bewegung kräftigt die Muskeln. Straffe und leistungsfähige Muskeln sind nicht nur etwas fürs Auge.

4. Bewegung hält fit und mobil, und das bis ins hohe Alter.

5. Bewegung gibt Power und Energie. Sie steigert Ihre Leistungsfähigkeit. Alles erscheint einfacher.

6. Bewegung verbraucht Energie. Kalorien werden verbrannt, Fett verschwindet, und Muskeln wachsen – ideale Voraussetzungen für eine tolle Figur.

7. Bewegung baut Stress ab. Die Belastungen des Alltags sind plötzlich viel leichter zu bewältigen.

8. Bewegung macht jünger. Damit ist sie das natürlichste Anti-Aging-Mittel. Sauerstoff in den Zellen sorgt für lebenslange Vitalität.

9. Bewegung fördert das Körperbewusstsein. Wenn Sie sich bewegen und aufmerksam in sich hineinhorchen, merken Sie, was in Ihrem Körper alles passiert. Ihr Körper wird zu Ihrem Vertrauten.

10. Bewegung stärkt Ihr Immunsystem. Erkältungen und Infekte können Ihnen so nichts mehr anhaben.

GU-ERFOLGSTIPP

LÄNGERE HALTBARKEIT BEI »BEWEGTEM« URLAUB

Die Gestaltung des Urlaubs hat unmittelbar Einfluss darauf, wie lange die Erholung anhält. »Bewegte« Urlauber berichten noch drei Monate nach der angeblich schönsten Zeit des Jahres von einem guten körperlichen Wohlbefinden. »Liegenurlauber« profitieren dagegen nur maximal drei bis fünf Wochen lang davon. Es lohnt sich also, auch im Urlaub aktiv zu sein.

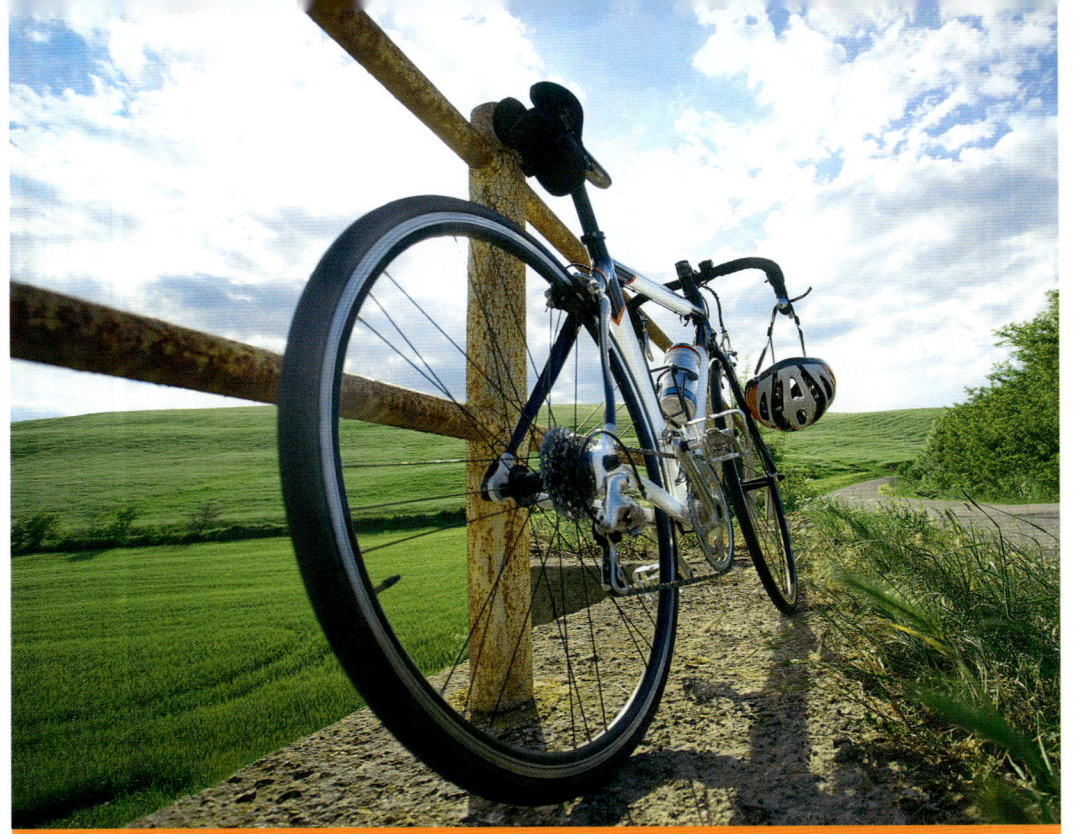

Sport als Quelle
der Aktivierung

Erinnern Sie sich an Ihren letzten Skiurlaub? Das war Lebensqualität pur. Oder an den Wanderurlaub? Sportliche Aktivität ohne Hektik, Zwang und Leistungsdruck. Zudem an der frischen Luft. Besonders gesund! Für Körper, Geist und Seele. Es geht uns beim Sport nicht um ein verbissenes Training, sondern um den Spaß und die Freude. Das heißt nicht, dass Sie sich zwischendurch nicht auch ein bisschen anstrengen dürfen. Aber alles in Maßen. Der Sport soll zum selbstverständlichen Teil Ihres Alltags werden.

Welche Sportart ist die richtige?

Ganz einfach: Richtig ist der Sport, der zu Ihnen passt, zu Ihrer Zeit, zu Ihrem Umfeld und zu Ihren Neigungen. Sie haben also die Qual der Wahl. Lassen Sie sich nicht durch die Vielzahl von Angeboten verwirren. Oder gar durch vermeintlich interessante Werbeaussagen zum Kauf von Ausrüstungsgegenständen verführen. Am besten beginnen Sie mit dem, was wenig Aufwand erfordert. Das könnte Walking sein, Joggen oder Fahrradfahren. Öffnen Sie einfach Ihre Haustür, und los geht's. Müssen Sie erst 20 Kilometer fahren, wird das nicht lange gut gehen. Da sollten Sie realistisch sein. Später können Sie Ihr Sportrepertoire immer noch erweitern. Wenn Sie bereits aus früheren Zeiten Erfahrungen mit einer Sportart haben, dann fangen Sie doch einfach wieder damit an.

Sportarten im Vergleich

Sie haben sicher auch schon gehört, dass bestimmte Sportarten für den Rücken besonders gesund sein sollen. Vergessen Sie das! Jede Sportart hat ihre Vor- und Nachteile. Viel wichtiger ist, wie Sie Ihre bevorzugte Sportart ausüben. Der Tabelle auf den folgenden Seiten können Sie entnehmen, mit welcher Sportart sich welche Trainingsziele verfolgen lassen, ob sie für Anfänger oder für Fortgeschrittene geeignet ist und welche möglichen Risiken Sie bedenken sollten.

Nutzen Sie Bewegungen des Alltags!

Und sollten Sie sich zu gar keiner Sportart durchringen können, dann geht es sogar ohne Sport – wenngleich mühsamer und langsamer: Bewegen Sie sich im Alltag so viel wie möglich. Steigen Sie die Treppen hoch und meiden Sie den Aufzug. Nehmen Sie das Fahrrad zum Einkaufen und lassen Sie das Auto stehen. Oder laufen Sie im strammen Tempo zum Supermarkt. Machen Sie Garten- oder Hausarbeit. Dies sind lauter Aktivitäten, mit denen Sie dem Bewegungsmangel ein Schnippchen schlagen.

Nicht umsonst werden Frauen im Schnitt fünf Jahre älter als Männer. Sie bewegen sich bei der Hausarbeit und verbrennen 400 bis 500 Kilokalorien mehr pro Tag. Suchen Sie deshalb nach Wegen, sich im Alltag möglichst viel zu bewegen.

WICHTIG

Steigern Sie in den ersten drei Monaten Ihre Trainingsbelastung nur langsam, damit sich die Knochen- und Knorpelstrukturen der Belastung anpassen und an Festigkeit zunehmen können. Sonst heißt es bald pausieren und später wieder von vorn anfangen.

Sportarten im Vergleich

Sport	› Trainingsziel ▷ Geeignet für ...	› Nutzen ▷ Bewirkt/unterstützt ...	Mögliche Risiken
Aquafitness/ Aquapower	› Ganzkörper-Aktivierung › Ausdauer › Herz-Kreislauf-Funktion › Muskulatur ▷ Fortgeschrittene	› Körper und Organismus werden trainiert und aktiviert. › Herz-Kreislauf-System und Stoffwechsel werden gestärkt. › Wichtige Muskeln (auch für den Rücken) werden gekräftigt. › Durch den Wasserauftrieb entlastende Wirkung für die Gelenke und die Wirbelsäule. › Der Wasserwiderstand erhöht den Trainingsreiz der Muskulatur. ▷ Erlebnisspaß	› Keine Risiken für Rücken und Wirbelsäule. › Das Wasser stellt eine erhöhte Anforderung an die Belastungsdosierung: Leichte Überforderung möglich.
Fahrradfahren	› Ausdauer › Herz-Kreislauf-Funktion › Stoffwechsel ▷ Anfänger	› Die asymmetrische Tretbewegung fördert die tiefe Rückenmuskulatur. › Die Wirbelsäule wird vom Körpergewicht etwas entlastet. › Rückenstrecker müssen intensive Haltearbeit leisten. ▷ Gewichtsreduktion und Gelenkschutz	› Die vorgeneigte Position strengt an und überfordert (Rennrad eher ungeeignet). › Stöße belasten direkt die Wirbelsäule (gefederte Sattelstütze als Dämpfer).
Fitnesstraining	› Ganzkörper-Aktivierung › Ausdauer › Herz-Kreislauf-Funktion › Stoffwechsel › Muskulatur ▷ Anfänger	› Gezieltes Training einzelner Muskeln möglich. › Apparatives Training erleichtert Anfängern die Ausführung. › Auch für gut trainierte Personen als Muskeltraining für den Rücken sehr gut nutzbar. › Spezielle Rückentrainingsgeräte helfen. ▷ Muskeltraining	› Apparatives Training verleitet zu übertriebener Belastungsdosierung. › Überforderung droht schnell. › Muskeln werden oft nicht harmonisch ausgebildet.
Golf	› Ausdauer › Mobilität ▷ Anfänger	› Mobilisiert und aktiviert. › Rotationen im Schwung trainieren die tiefe Rückenmuskulatur. › Besonders im fortgeschrittenen Alter gut. ▷ Entspannung	› Unkontrollierte Schwünge bei Anfängern. › Hohe Geschwindigkeit schwer zu beherrschen. › Muskulatur muss stabil sein, bevor man beginnt.

Sport	› Trainingsziel ▷ Geeignet für ...	› Nutzen ▷ Bewirkt/unterstützt ...	Mögliche Risiken
Jogging/ Laufen	› Ausdauer › Herz-Kreislauf- Funktion › Stoffwechsel ▷ Fortgeschrittene	› Regt den Stoffwechsel an. › Versorgt die Bandscheiben durch den Wechsel Anspannung – Entspannung. › Trainiert die tiefe Rückenmuskulatur im Lendenwirbelbereich. ▷ Gewichtsreduktion	› Eine falsche Lauftechnik und schlechtes Schuhwerk beanspruchen den Rücken eventuell zu sehr.
Nordic Walking	› Ausdauer › Mobilität ▷ Anfänger	› Oberkörper wird intensiver aktiviert. › Rhythmischer Wechsel von Belastung und Entlastung von Schultern und Nacken. › Sichere Bewegungsform. ▷ Gewichtsreduktion	› Eine schlechte Technik gefährdet den Erfolg. › Eine verkrampfte Haltung der Stöcke überlastet die Schulter-Nacken-Muskulatur.
Schwimmen	› Ausdauer › Herz-Kreislauf- Funktion › Stoffwechsel ▷ Fortgeschrittene	› Wasser entspannt die Muskeln. › Wirbelsäule wird vom Körpergewicht entlastet. › Der Wasserwiderstand fordert die Muskeln zusätzlich. › Wechselzug fördert die tiefe Rückenmuskulatur. ▷ Gelenktraining und Gelenkschutz	› Die Bewegungstechnik ist schwierig. › Wenn nur eine Schwimmtechnik beherrscht wird, droht eine einseitige Überforderung. › Der Wasserwiderstand ist schwer zu kontrollieren.
Skilanglauf	› Ausdauer › Herz-Kreislauf- Funktion › Stoffwechsel ▷ Fortgeschrittene	› Ganzkörpertraining. › Das Gleiten fördert die Rotation in der Wirbelsäule – gut für die tiefe Rückenmuskulatur. › Trainiert die Arm- und Beinmuskulatur. › Hilft, die Rumpfmuskulatur zu stabilisieren. ▷ Gewichtsreduktion	› Bei Schneeglätte und bei schlechter Technik unkontrollierte Bewegungen möglich. › Verkrampfung im Schulter-Nacken-Bereich durch Stockarbeit.
Wandern	› Ausdauer › Mobilität ▷ Anfänger	› Entspannung und Stressabbau durch Naturerlebnis. › Fördert die Geselligkeit. › In jedem Alter möglich. ▷ Stoffwechselaktivierung	› Ein schwerer Rucksack belastet die Statik. › Die Höhe kann Kreislaufprobleme verursachen.

5.000 Schritte am Tag

Wussten Sie, dass die durchschnittliche Wegstrecke der Deutschen nur etwa 450 Meter pro Tag beträgt? Das sind 500 Schritte, viel zu wenig für Ihren Organismus. 5.000 Schritte – etwa drei bis vier Kilometer – sollten es sein, wenn Sie Ihre Gesundheit fördern wollen. Studien belegen, dass Menschen, die täglich drei bis fünf Kilometer zügig gehen, vielen Krankheiten »davonlaufen«. Der Blutdruck wird gesenkt, die Fettverbrennung angeregt, und die Insulinresistenz, die für Diabetes verantwortlich ist, verändert sich zum Positiven. Und natürlich profitiert auch der Rücken von jedem einzelnen Schritt, den Sie gehen.

Der Wochenplan für Ihr Wohlbefinden

> **7 Tage** pro Woche mehrmals täglich recken und strecken – am besten schon morgens im Bett damit beginnen.
> **6 Tage** pro Woche bewusst essen und trinken und sich zwischendurch aktiv entspannen.
> **5 Tage** pro Woche Treppen steigen oder andere Belastungen.
> **4 Tage** pro Woche mindestens fünf Minuten Gymnastik für die Beweglichkeit und Mobilität machen.
> **3 Tage** pro Woche 30–40 Minuten Ausdauersport betreiben oder mindestens eine Stunde stramm spazieren gehen.
> **2 Tage** pro Woche die Muskeln von Bauch und Rücken trainieren.
> **1 Tag** pro Woche bewusst Entspannung und Ruhe suchen. Durchaus aktiv sein, aber keinen Sport treiben.

GU-ERFOLGSTIPP   DRAUSSEN AKTIV SEIN!

Tageslicht unterstützt die körpereigenen Abwehrkräfte. Aber auch die Wirbelsäule profitiert vom Tageslicht. Denn das für die Knochen so wichtige Vitamin D braucht täglich seine Licht-Dosis. Erst das Tageslicht wandelt die von den Körperzellen erzeugten Vitamin-D-Vorstufen in das nutzbare Vitamin D um.

Aus diesem Grund sollten Sie täglich mindestens 15–20 Minuten Licht tanken. Hierzu ist es notwendig, dass mindestens das Gesicht und beide Hände unbedeckt sind, um über die Haut ausreichend Tageslicht aufzunehmen. Und was liegt da näher, als draußen aktiv zu werden?

Verteilen Sie Ihre Aktivitätszeiten

Ihren Körper sollen Sie zwar trainieren, aber nicht überfordern. Gönnen Sie ihm die nötigen Ruhezeiten. Am besten geht das, indem Sie Ihre Aktivitätszeiten gleichmäßig verteilen. Aufgrund dieser Verteilung können Sie sich eine tägliche Bewegungsportion mit unterschiedlichen Schwerpunkten gönnen. Auf einen Tag Ausdauertraining folgt ein Tag Krafttraining – und umgekehrt. Das Beweglichkeitstraining (etwa Gymnastik, Seite 40 und 41) können Sie immer dann machen, wenn Sie Lust dazu haben. Es kann sowohl mit dem Ausdauer- als auch mit dem Krafttraining kombiniert oder ebenso gut unabhängig davon absolviert werden. Dadurch fördern Sie die optimale Stabilisierung Ihres gesamten Körpers. Vergessen Sie aber nicht die tägliche Entspannung. Denn nur entspannte Muskeln lassen sich trainieren.

Sollten Sie sich einmal am Morgen fürs tägliche Training nicht fit genug fühlen, kann es sein, dass Sie sich womöglich am Vortag zu viel zugemutet haben. Messen Sie zunächst Ihren Ruhepuls. Ist er stabil? Sollte er zu hoch sein (etwa vier bis acht Schläge höher als gewöhnlich), dann legen Sie einen Tag Pause ein. Möglicherweise haben Sie auch einen Infekt, und Ihr Körper verlangt deshalb nach Schonung. Hören Sie auf die Signale Ihres Körpers!

Wochentag	Ausdauer	Kraft	Beweglich-keit	Treppen-steigen	Entspannung
Montag	30–45 Min.		10–15 Min.	5–10 Etagen	5–10 Min.
Dienstag		30 Min.		5–10 Etagen	30 Min.
Mittwoch	45–60 Min.		10–15 Min.	5–10 Etagen	5–10 Min.
Donnerstag		30 Min.		5–10 Etagen	30 Min.
Freitag	30–45 Min.		10–15 Min.	5–10 Etagen	5–10 Min.
Samstag		30 Min.		5–10 Etagen	5–10 Min.
Sonntag			10–15 Min.		30 Min.

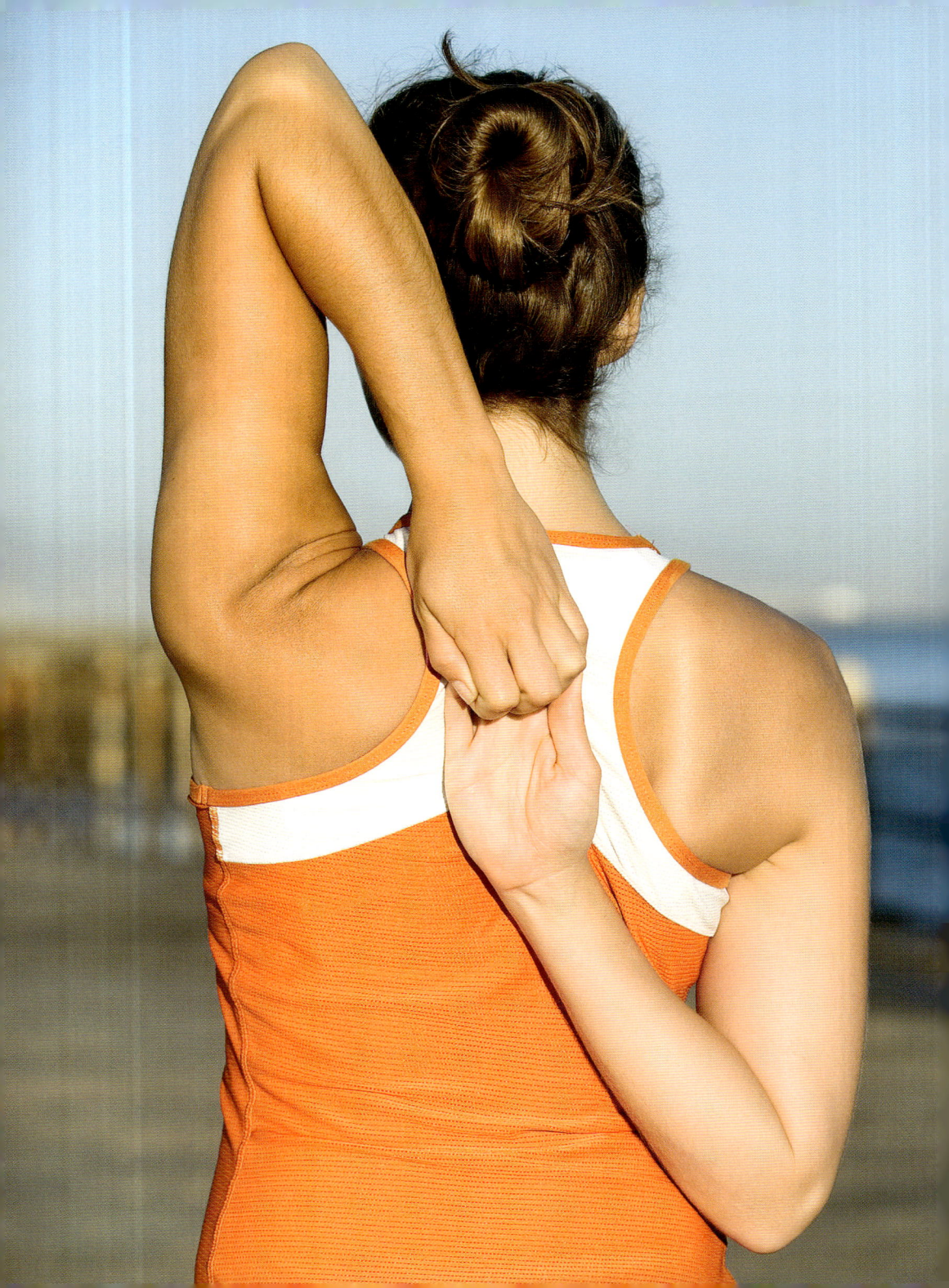

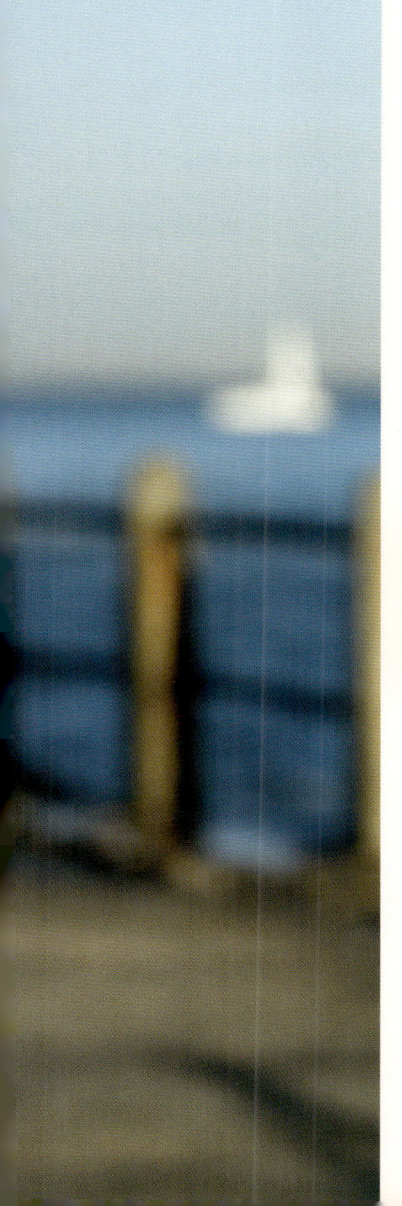

STARKE MUSKELN – UND SIE BLEIBEN FLEXIBEL

Jetzt geht's los mit dem Muskeltraining! Testen Sie zunächst die Beweglichkeit Ihres Rückens, und stellen Sie sich dann Ihr persönliches Workout zusammen!

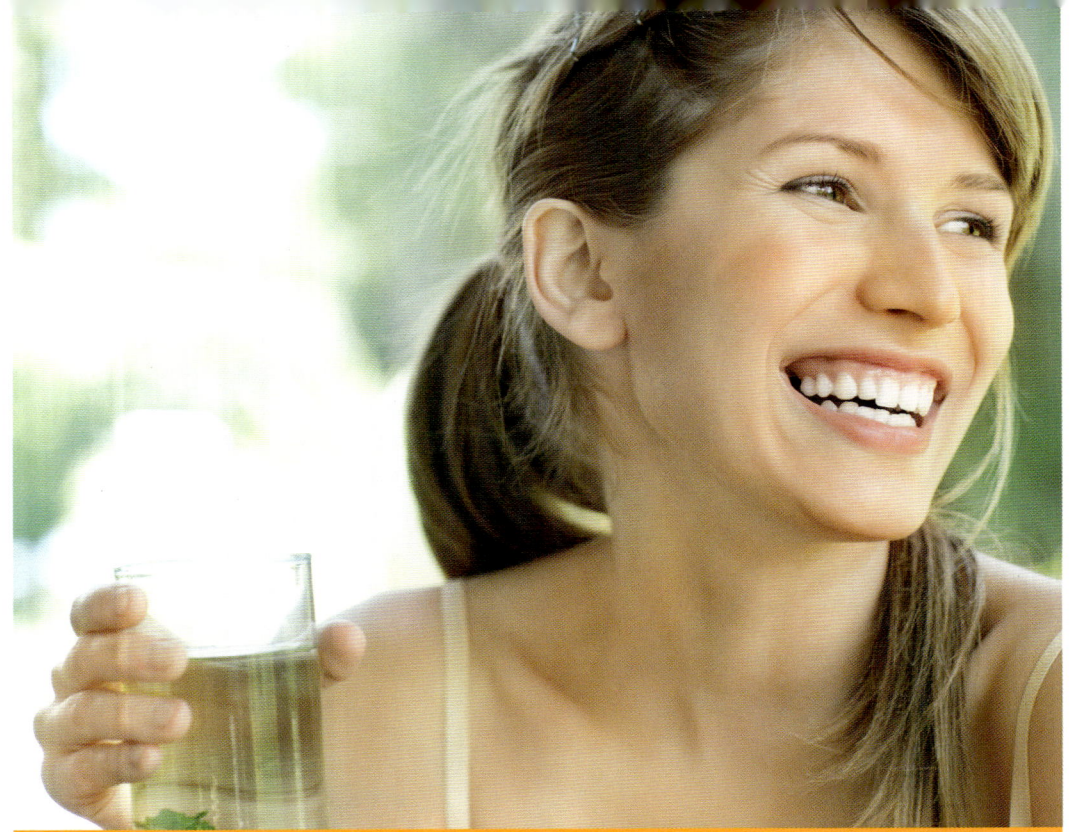

Balsam für Bauch und Rücken

Sie besitzen etwa 500 Muskeln, die Sie atmen, lachen, rennen, springen, klettern, schwingen, gehen und viele andere schöne Dinge machen lassen. Etwa ein Drittel dieser Muskeln – darunter auch die Bauchmuskeln – wirkt auf die Wirbelsäule ein. Sie haben die Aufgabe, diese zu stützen, zu kräftigen und beweglich zu halten. Und sie müssen etwa 50 Prozent des Körpergewichts tragen, das auf der Wirbelsäule lastet. Bekanntlich ist das manchmal nicht gerade wenig. Kräftigen und dehnen Sie also Ihre Muskeln!

Die zwei Farben der Muskeln

Muskeln unterscheiden sich nicht nur in ihrer Größe und Form, sondern auch hinsichtlich ihres Innenlebens. Um ihre unterschiedlichen Aufgaben erfüllen zu können, sind sie mit zwei verschiedenen Muskelfasertypen ausgestattet.

> Die kleinen roten Muskelfasern sind ausdauernd und rund um die Uhr aktiv. Wenn Sie normale Alltagstätigkeiten verrichten, stehen oder gehen, selbst wenn Sie nur eine Kaffeetasse heben – immer sind diese so genannten »Slow-twitch-Fasern« tätig.

> Die großen weißen Muskelfasern kontrahieren schnell, um starke Kräfte zu erzeugen. Im Alltag sind sie dann aktiv, wenn Sie schwere Gegenstände heben oder tragen müssen.

Beide Muskelfasertypen müssen gründlich gedehnt und gekräftigt werden, jedoch mit unterschiedlich starker Belastung. Die folgenden Übungseinheiten (ab Seite 60) enthalten daher jeweils zwei Trainingsabschnitte: Abschnitt 1 mit leichten und mittelschweren Übungen, Abschnitt 2 mit Übungen für Fortgeschrittene.

Planspiele für starke Muskeln

Im ersten Trainingsabschnitt werden die kleinen roten Muskelfasern trainiert. Ziel ist es, die Kraftausdauer aller Muskeln von Bauch und Rücken zu fördern.

> Beginnen Sie die Übungen auf dem leichtesten Niveau und wechseln nach sechs bis acht Wochen zum mittleren Niveau.

> Wiederholen Sie jede Übung 10- bis 15-mal oder halten sie 5 bis 30 Sekunden lang.

> Machen Sie zwischen den Übungen 30 bis 60 Sekunden Pause.

> Trainieren Sie 2- bis 3-mal pro Woche.

Nach drei bis vier Monaten werden im zweiten Trainingsabschnitt die großen weißen Muskelfasern darauf vorbereitet, hohe Belastungen aus Alltag, Freizeit und Sport zu bewältigen.

> Wählen Sie die Übungen für Fortgeschrittene aus.

> Wiederholen Sie jede Übung 8- bis maximal 12-mal beziehungsweise halten Sie sie 10 bis 30 Sekunden lang.

> Machen Sie zwischen den Übungen 60 bis 90 Sekunden Pause.

> Trainieren Sie 2- bis 4-mal pro Woche.

WICHTIG
Damit das Training ausgewogen ist, sollten Sie grundsätzlich immer Übungen für alle auf die Wirbelsäule einwirkenden Muskeln machen.

Dehnen ist eine Wellness-Kur

Lange Muskeln sind nicht nur schön anzusehen. Sie arbeiten auch höchst effizient und sind für die Wirbelsäule Gold wert. Denn lange Muskeln übertragen die Kraft genau dorthin, wo sie gebraucht wird. Sie üben dabei nicht noch zusätzlich Zug direkt auf die Wirbelsäule aus, was beispielsweise dann der Fall ist, wenn sie verspannt sind. Durch die Dehnübungen (Seite 76 bis 85) wird der gesamte Bewegungsapparat – Bänder, Sehnen, Muskeln, Gelenke und Knochen – beweglich und mobil. Die Spannung in der Muskulatur wird abgesenkt und die Durchblutung damit verbessert. Letztlich ist das Wellness für die Muskulatur.

Für welche der beiden Dehnmethoden – das dynamische Dehnen oder das statische Dehnen – Sie sich entscheiden, ist unerheblich, beide sind gleich erfolgreich.

Dynamisches Dehnen

Beim dynamischen Dehnen wird der Muskel aus der entspannten Position heraus durch kleine, rhythmische Bewegungen – vor und zurück – zunehmend gedehnt. Diese leichte, federnde Bewegung muss sehr kontrolliert ausgeführt werden. Schnelles, ruckartiges oder gar zerrendes Dehnen sollten Sie unbedingt vermeiden (Verletzungsgefahr). Das Dehnen darf keine Schmerzen verursachen. Der Vorteil dieser Dehnmethode liegt darin, dass sich ein gutes Muskelgefühl aufbauen lässt. Das schult gleichzeitig die Wahrnehmung. Zusätzlich fördert das dynamische Dehnen die Durchblutung der Muskulatur, das ist besonders bei verspannten Muskeln sehr wichtig.

> **Für das dynamische Dehnen gilt:**

15 bis 25 Dehnreize sollten es pro Übungseinheit sein. Danach machen Sie eine kurze Pause. Um den Dehnreiz zu intensivieren, kann die letzte Dehnung kurz (fünf bis zehn Sekunden) gehalten werden.

WELCHE DEHNMETHODE BEWIRKT WAS?

Methode	Ziel
dynamisches Dehnen	Muskelentspannung, Förderung der Durchblutung
statisches Dehnen	Senkung der Grundspannung
dynamisches sowie statisches Dehnen	Verbesserung der Beweglichkeit, Stärkung der Elastizität

Statisches Dehnen

Stretching ist der wohl am weitesten verbreitete Begriff für statisches Dehnen. Dabei nehmen Sie ganz langsam eine Dehnposition ein, in der Endposition folgt dann das statische Dehnen. In diesem Stadium spüren Sie ein deutliches Dehngefühl, das jedoch keinesfalls Schmerzen verursachen darf. Verharren Sie mindestens zehn Sekunden lang in dieser Position, und konzentrieren Sie sich auf den gedehnten Muskel. Wenn Sie merken, dass der Dehnreiz nachlässt, verstärken Sie den Muskelzug erneut, bis Sie das ursprüngliche Dehngefühl wieder erreicht haben. Auf diese Weise arbeiten Sie sich Millimeter für Millimeter immer mehr in die Dehnung hinein.

Der Vorteil des statischen Dehnens besteht darin, dass der Dehnreiz in jeweils einer bestimmten Position gehalten wird. Dadurch ist er gut zu kontrollieren, und der Zug ist besser wahrzunehmen. Zusätzlich führt das relativ lange Halten der Dehnung zu einer intensiveren Entspannung des Muskels, der sich auf diese Weise gegen ein Zerreißen schützt.

WICHTIG
Konzentrieren Sie sich immer auf diejenige Muskelgruppe, die Sie gerade trainieren.

> **Für das statische Dehnen gilt:**

Halten Sie die statische Dehnposition 10 bis 15 Sekunden. Danach folgt eine kurze Pause, bevor Sie erneut dehnen. Wiederholen Sie Ihr Stretching pro Übungstag etwa vier- bis achtmal.

Regeln für das richtige Dehnen

> Üben Sie immer langsam und kontrolliert. Gehen Sie bitte niemals über die Schmerzgrenze hinaus.
> Entscheiden Sie sich für diejenige Dehnmethode, in der Sie das bessere und intensivere Muskelgefühl verspüren.
> Vermeiden Sie Ausweichbewegungen. Machen Sie Ihre Übung kontrolliert und schummeln Sie nicht dabei.
> Atmen Sie regelmäßig und ruhig, auch während des Dehnens.
> Dehnen Sie sowohl die Bauch- als auch die Rückenmuskulatur.
> Da das Dehntraining kaum anstrengt, können Sie es alle zwei Tage durchführen. Dann stellt sich schnell Erfolg ein.
> Nach dem Sport sollten Sie grundsätzlich immer dehnen, um die angestrengten Muskeln zu entspannen.

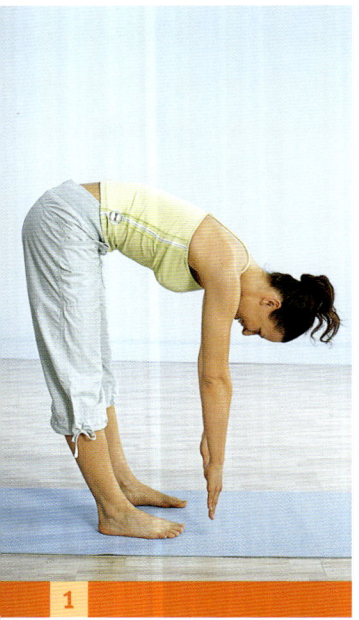

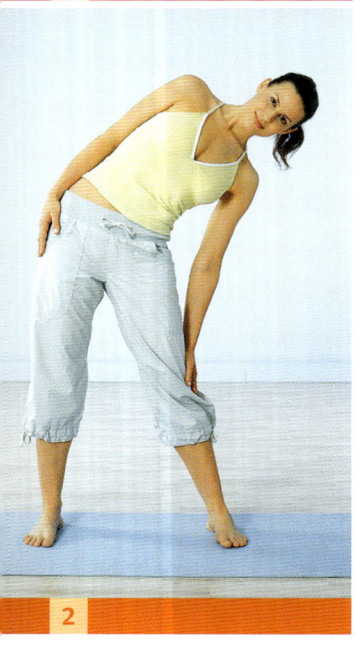

Test: Wie beweglich ist Ihr Rücken?

Durch zu wenig Bewegung verkürzen sich ganze Muskelgruppen und verlieren so an Leistungsfähigkeit. Testen Sie, wie es bei Ihnen aussieht. Der Test geht ganz schnell, und als Hilfsmittel brauchen Sie nur einen Stuhl und einen Tisch. Wiederholen Sie den Test alle vier bis sechs Wochen, um Ihre Fortschritte zu kontrollieren. Es motiviert enorm, wenn Sie sehen, wie Sie nach und nach immer besser werden.

Machen Sie zunächst immer die leichten und mittelschweren Übungsvarianten. Sobald Sie alle Testübungen mit »gut« bestehen, können Sie zu den Übungen für Fortgeschrittene übergehen.

Testübung 1: Finger-Boden-Abstand

Stellen Sie sich aufrecht hin und bücken Sie sich dann so weit wie möglich nach vorne-unten. Halten Sie die Beine etwa in Hüftbreite gestreckt.

Bewertung:

> **Gut:** Die Fingerspitzen erreichen Ihre Füße oder den Fußboden.

> **Durchschnitt:** Ihre Fingerspitzen reichen bis unter die Mitte des Unterschenkels, etwa eine Handbreit über die Fußknöchel.

> **Schlecht:** Die Finger kommen bis zum Knie oder knapp darunter.

Testübung 2: Seitneigung

Neigen Sie sich aus der aufrechten Haltung langsam zur Seite. Führen Sie dabei die Hand so weit am Bein entlang nach unten, wie es Ihnen möglich ist. Testen Sie beide Seiten.

Bewertung:

> **Gut:** Sie erreichen mit den Fingerspitzen die Mitte des Unterschenkels oder kommen sogar noch tiefer.

> **Durchschnitt:** Mit Ihren Fingern können Sie über das Kniegelenk hinaus den Unterschenkel erreichen.

> **Schlecht:** Sie erreichen mit Mühe gerade mal das Kniegelenk.

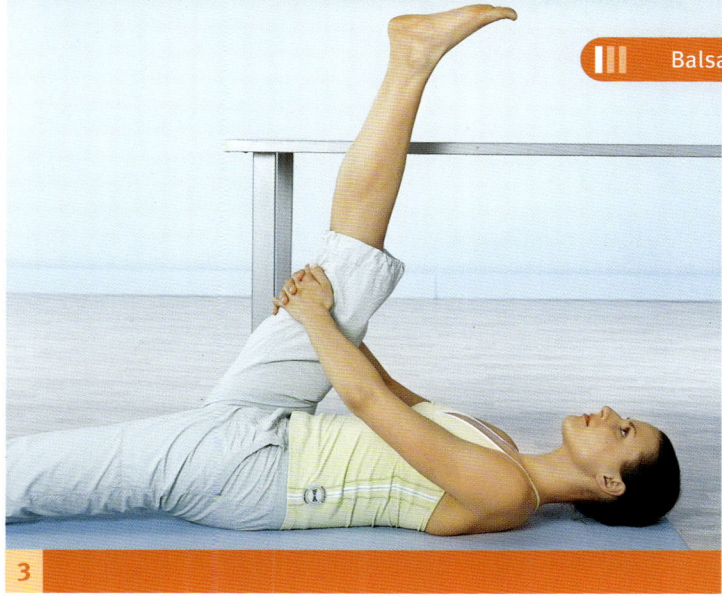

3

Testübung 3: Beinheben

Das Hüftgelenk sowie die Beweglichkeit der Rückseite der Oberschenkel sind mitentscheidend für die Beweglichkeit Ihres Rückens.

Legen Sie sich in Rückenlage auf den Boden. Ihr Hüftgelenk sollte sich direkt neben einem Tischbein befinden. Strecken Sie die Beine aus und ziehen Sie die Zehenspitzen an. Führen Sie ein Bein möglichst gestreckt nach oben und weiter in Richtung Kopf. Die Bewegung können Sie unterstützen, indem Sie mit den Händen um den Oberschenkel greifen und das Bein zu sich ziehen.

Schauen Sie, wie weit Ihr Bein sich dem Tischbein angenähert hat. Danach wechseln Sie das Bein.

Bewertung:

3 › **Gut:** Sie können Ihr Bein über die Senkrechte des Tischbeins ziehen. Der Winkel zu dem am Boden liegenden Bein ist größer als 90 Grad.

› **Durchschnitt:** Sie erreichen das Tischbein, und der Winkel beträgt etwa 90 Grad.

› **Schlecht:** Sie können das Tischbein nicht erreichen. Der Winkel ist kleiner als 90 Grad.

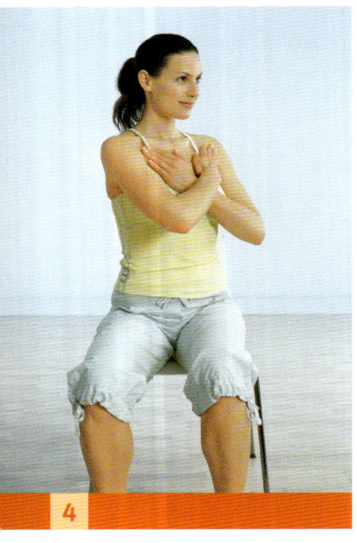

Testübung 4: Rotation

Setzen Sie sich aufrecht auf einen Stuhl. Die Beine stehen etwa schulterbreit auseinander. Verschränken Sie die Arme locker vor der Brust. Ihre Aufgabe ist es nun, die Schultern so weit wie möglich langsam nach rechts und nach links zu drehen. Der Kopf folgt dabei immer der Bewegung der Schultern.

Bewertung:

4 › **Gut:** Sie können Ihre Wirbelsäule so weit drehen, dass die Position der Schultern – wenn Sie sich das Zifferblatt einer Uhr vorstellen – mindestens der Position von zehn Minuten nach beziehungsweise vor zwölf Uhr entspricht.

› **Durchschnitt:** Ihre Schultern können sich auf dem Zifferblatt bis zur Position von fünf bis zehn Minuten nach beziehungsweise vor zwölf Uhr bewegen.

› **Schlecht:** Ihre Drehung kann fünf Minuten nach beziehungsweise vor zwölf Uhr kaum erreichen.

Gesamtauswertung des Tests

› **Überwiegend (drei- oder viermal) gut:** Das ist richtig klasse. Ihre Muskulatur ist in einem sehr guten Zustand. Machen Sie weiter so, und Ihr Rücken bleibt fit und mobil.

› **Überwiegend (drei- oder viermal) Durchschnitt:** Ihre Beweglichkeit ist gar nicht so schlecht, könnte jedoch mit einem regelmäßigen Training noch verbessert werden. Packen Sie es an!

› **Ein- oder zweimal schlecht:** Sie haben ein deutliches Bewegungsdefizit, gegen das Sie schnell etwas unternehmen sollten. Fangen Sie an zu trainieren und Ihre Muskulatur zu fordern.

› **Überwiegend (drei- oder viermal) schlecht:** Es wird höchste Zeit, dass Sie sich um Ihren Rücken kümmern. Große Abschnitte sind äußerst problematisch. Diese müssen Sie unverzüglich angehen. Muskeltraining sollte von nun an zu Ihrem täglichen Pflichtprogramm gehören. Wenn Sie nicht gerne allein trainieren, dann suchen Sie sich eine Gruppe mit Gleichgesinnten (im Turnverein oder an der Volkshochschule).

Männer und Frauen – der Rücken ist anders

Dass Männer und Frauen sich unterscheiden – und das nicht nur äußerlich – weiß jeder. Dass es erhebliche Unterschiede zwischen dem weiblichen und dem männlichen Rücken gibt, wurde bisher jedoch kaum beachtet.

> Männer leiden erfahrungsgemäß am häufigsten zwischen dem 40. und 50. Lebensjahr unter Rückenbeschwerden, Frauen dagegen früher und mit zunehmendem Alter immer häufiger.

> Frauen besitzen ein viel breiteres Becken als Männer. Der Abstand der Sitzbeinhöcker ist bei ihnen im Durchschnitt ein bis zwei Zentimeter breiter. Und diese Höcker sind bei Frauen auch viel spitzer als bei Männern, die vergleichsweise breite Kufen haben. Dadurch muss die Frau viel mehr Muskelkraft aufbringen, um zum Beispiel beim Sitzen das Becken aufrecht zu halten. Auch die stabilisierenden Bänder werden durch das größere Becken viel stärker beansprucht.

> Die Krümmung in der Lendenwirbelsäule – die Lordose – ist bei Frauen wesentlich ausgeprägter. Deshalb neigen sie auch viel häufiger als Männer zu einem dauerhaften Hohlkreuz.

> Eine Schwangerschaft führt häufig zu einer nachhaltigen Überdehnung der stabilisierenden Bänder und des Beckenbodens. Schmerzen in der Kreuz- und Steißbeinregion sind die Folge.

> Der Übergang von der Lendenwirbelsäule zum Kreuzbein ist bei Mann und Frau am stärksten gefährdet. Da Frauen in diesem Bereich jedoch eine viel größere Beweglichkeit besitzen als Männer, sind sie noch anfälliger für Rückenschmerzen.

> Bänder und Muskulatur sind bei Frauen in der Regel deutlich schwächer ausgebildet als bei Männern. Das ist der Grund, weshalb Frauen sehr oft unter Rückenschmerzen leiden, die durch Überbelastung in der Lenden- und Kreuzbeinregion verursacht werden. Da obendrein die Kompensationsmöglichkeiten nach einer Überbelastung mit zunehmendem Alter abnehmen, häufen sich die Schmerzen in diesem Bereich des Rückens.

Fazit: Selbst für einen gesunden Rücken müssen Frauen etwas mehr tun als Männer. Ein Körpergewicht im Normalbereich und ein kontinuierliches Muskeltraining, um sich die Leistungsfähigkeit dauerhaft zu erhalten, reduzieren das Risiko von Rückenschmerzen allerdings ganz erheblich.

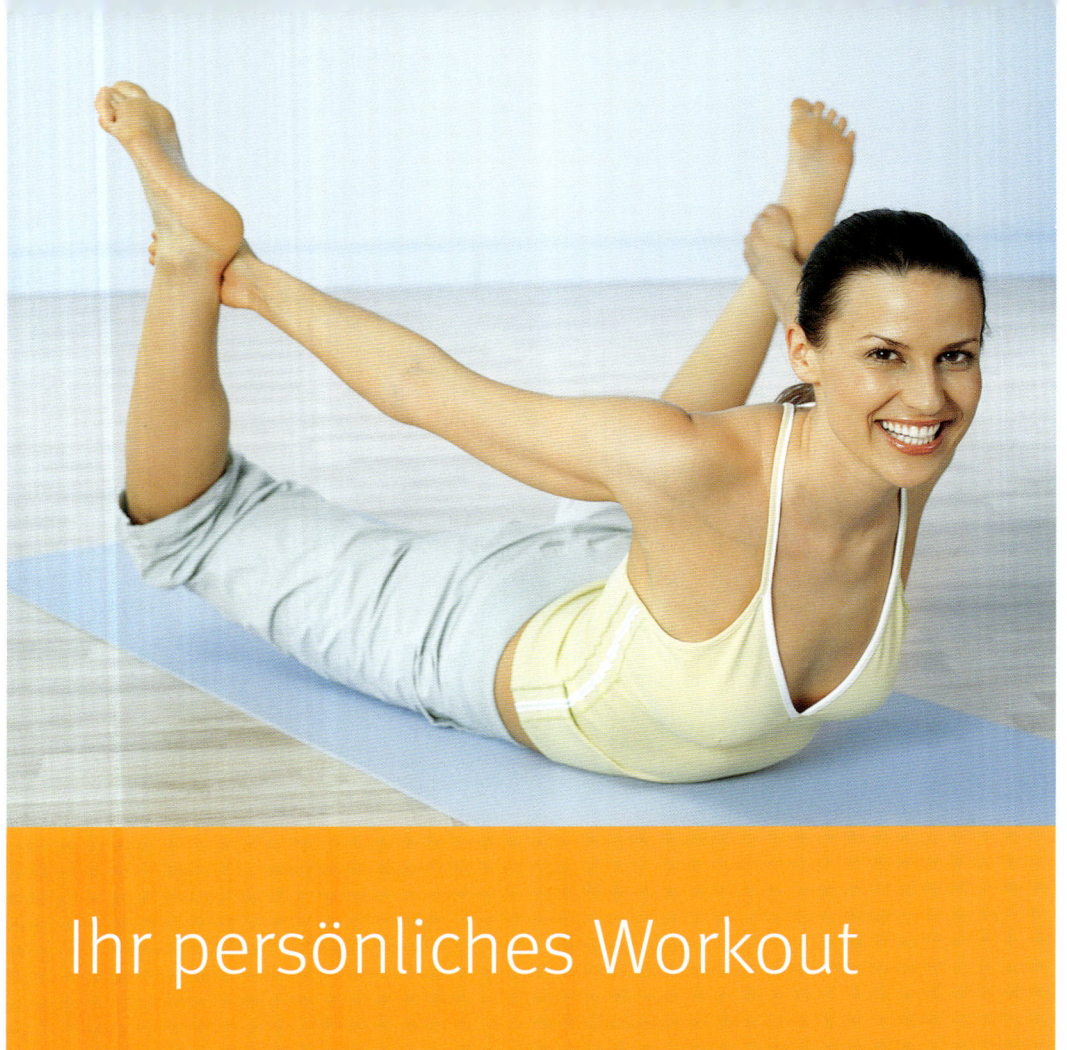

Ihr persönliches Workout

Für einen gesunden und fitten Rücken müssen Sie alle wichtigen Muskelgruppen gleichermaßen kräftigen und dehnen. Nur dann haben Sie eine aktive Polsterung gegen die Lasten des Alltags. Auf den folgenden Seiten finden Sie 14 sehr effektive Übungseinheiten. Sie können jeweils zwischen drei Alternativen wählen: der leichten Übung, der mittelschweren Variante oder der Übung für Fortgeschrittene. Das Ziel jeder Einheit: die Stärkung, die Dehnung oder die Entspannung eines bestimmten Körperbereiches.

Luxus für Ihren Rücken

Das ist das Besondere an diesem Kapitel: Sie stellen Ihr Training nach Ihren individuellen Bedürfnissen und Fähigkeiten selbst zusammen. Doch folgende Hinweise sollten Sie beachten:

> Zwingen Sie Ihr Training nicht zwischen Termine. Muskeln sind nur schwer zu trainieren, wenn der Geist gestresst ist.
> 13 Übungen (leicht, mittelschwer, für Fortgeschrittene) trainieren bestimmte Muskelbereiche. Übung 14 dient der Entspannung.
> Beginnen Sie stets mit der leichtesten Variante. Nur wenn Sie wirklich gut trainiert sind, sollten Sie die Übungen für Fortgeschrittene wählen. Das Niveau der einzelnen Übungen ergibt sich aus der Anzahl der beteiligten Muskeln, der Häufigkeit der Wiederholungen sowie der Schwierigkeit der Trainingsposition.
> Sie müssen nicht alle Übungen in einer Trainingseinheit hinter sich bringen. Wählen Sie acht bis zehn Übungen und absolvieren Sie diese irgendwann im Lauf des Tages. Ein paar Mal ein paar Minuten können Sie sicher abzweigen.
> Um die Harmonie der Muskeln zu unterstützen, sollten die Übungen stets den gleichen Schwierigkeitsgrad haben.
> Variieren Sie Ihre Übungen. So erreichen Sie ein Ganzkörpertraining in Balance und beanspruchen die Muskeln gleichmäßig.
> Zuerst wird die Muskelausdauer (die roten Muskelfasern, Seite 51) trainiert. 10 bis 15 Wiederholungen sollten Ihr Ziel sein.
> Erst wenn Sie fit sind, wählen Sie das Niveau für Fortgeschrittene. Damit steigern Sie die Leistungsfähigkeit der weißen Muskelfasern (Seite 51). Ziel: acht bis zwölf Wiederholungen.
> Die richtige Belastung haben Sie erreicht, wenn der Muskel am Ende einer Übung »brennt«, ein Zeichen, dass er erschöpft ist.
> Machen Sie zwischen den einzelnen Übungen immer eine kleine Pause von etwa 60 Sekunden. Am besten legen Sie sich hin.
> Dehnübungen (Seite 76 bis 85) können Sie täglich ausführen, da sie die Muskeln nicht anstrengen und diese kaum Erholungszeiten benötigen.
> Die Übungen zur Entspannung (Seite 86 und 87) leisten auch im Alltag gute Dienste. Gönnen Sie sich möglichst oft Zeit dafür, denn sowohl Körper als auch Psyche profitieren davon.

KLARE ÜBUNGS-ANLEITUNGEN

Die Beschreibungen der Übungen sorgen dafür, dass Sie nichts falsch machen können. Ganz besonders wichtige und beachtenswerte Aspekte werden extra betont. Damit sind Sie auf der sicheren Seite und können sich voll und ganz auf Ihr Trainingsprogramm konzentrieren.

Übung 1: Stahlseil

Jeder der drei Schwierigkeitsgrade dieser Übung kräftigt den langen Rückenstrecker, der folgende Aufgaben hat: Er muss den Rumpf stärken, ihn bei einseitiger Kontraktion zur Gegenseite neigen und ihn auch wieder aufrichten.

Leichte Übung

> Legen Sie sich in Rückenlage auf den Boden, die Beine angewinkelt und hüftbreit aufgestellt. Die Arme liegen locker neben dem Körper. Die Handflächen zeigen nach unten.

1 > Heben Sie Sie den Po an und lösen Sie Wirbel für Wirbel so vom Boden, dass eine schräge Lage erreicht wird. Schultern, Becken und Knie sollten dabei eine Linie bilden.

> Halten Sie die Position 10 bis 15 Sekunden. Dann lösen Sie die Anspannung und senken den Po Wirbel für Wirbel ab.

Mittelschwere Übung

> Begeben Sie sich in die Bauchlage. Bei starkem Hohlkreuz hilft ein kleines Kissen unter dem Bauch. Ihre Zehenspitzen sind aufgestellt. Die Stirn liegt auf der Matte auf. Die Arme befinden

1 10-mal wiederholen

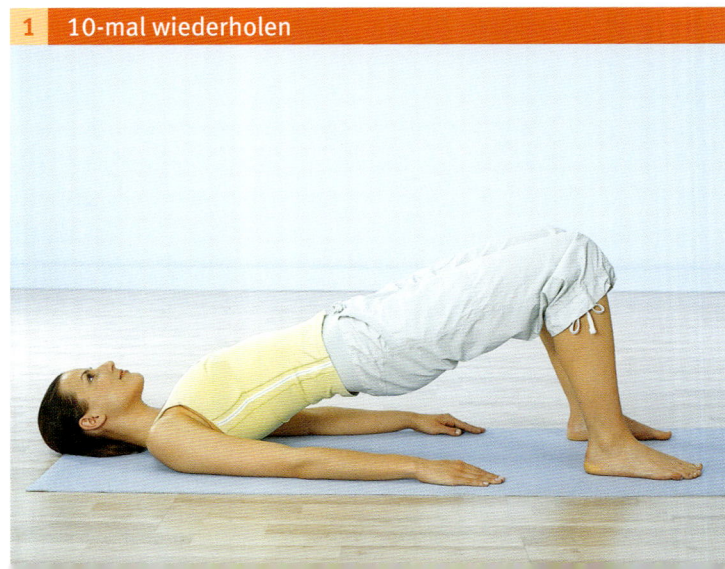

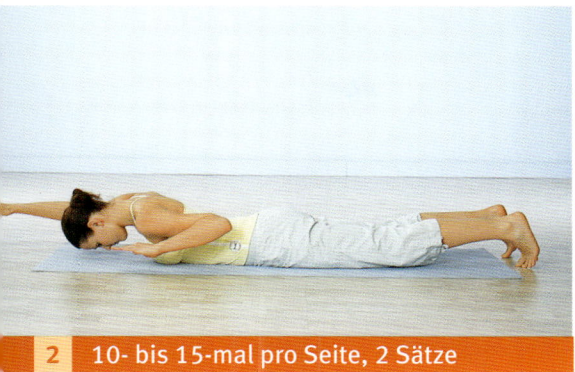 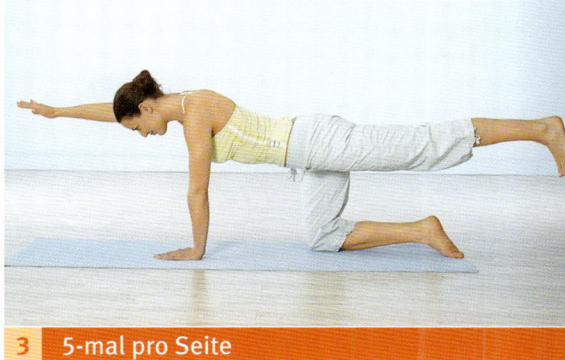

| 2 | 10- bis 15-mal pro Seite, 2 Sätze | 3 | 5-mal pro Seite |

sich auf der Matte in U-Halte, zwischen Oberarm und Unterarm besteht ein rechter Winkel.

2 › Heben Sie beide Arme und den Kopf minimal vom Boden ab. Strecken Sie nun den rechten Arm nach vorn und führen Sie gleichzeitig den linken Arm zurück. Der Ellbogen ist dicht am Körper und zeigt nach hinten.

› Und die Position wechseln: Der linke Arm wird gestreckt und der rechte zurückgeführt.

Übung für Fortgeschrittene

› Gehen Sie in den Vierfüßlerstand. Arme und Oberschenkel sind senkrecht, Unterschenkel und Fußrücken liegen auf der Unterlage. Die Beine sind leicht geöffnet. Die Handflächen liegen auf dem Boden auf, die Fingerspitzen zeigen nach vorn, die Ellbogen sind nach außen gedreht. Der Rücken bildet von der Seite gesehen eine Gerade. Der Kopf befindet sich in Verlängerung der Wirbelsäule. Bauch- und Rückenmuskulatur sind leicht angespannt.

3 › Strecken Sie nun das linke Bein nach hinten und gleichzeitig den rechten Arm nach vorn. Die Fußspitze ist zum Schienbein hin angezogen.

› Halten Sie die Position 10 bis 15 Sekunden lang. Dann Arm und Bein wechseln.

Übung 2: Brückenbauer

Diese Übung dient zum Krafttraining. Der Brückenbauer trainiert verschiedene Muskelbereiche gleichzeitig. Es werden sowohl die Rücken- und die Bauchmuskulatur als auch die Gesäßmuskulatur besonders beansprucht.

Leichte Übung

› Legen Sie sich in Rückenlage auf den Boden und stellen Sie beide Beine auf dem Boden auf. Überkreuzen Sie die Arme vor der Brust.

› Heben Sie den Po so weit an, dass der Körper von den Schultern über die Hüfte zu den Knien eine Linie bildet.

1 › Strecken Sie nun das linke Bein in Verlängerung der Schulter-Hüft-Knie-Linie nach oben.

2 › Variante: Einfacher geht es, wenn die Arme als Stütze neben dem Körper liegen und Sie dann das Bein strecken.

› Halten Sie diese Position 10 bis 15 Sekunden lang und wechseln Sie dann das Bein.

WICHTIG
Achten Sie auf die Stabilität der Lenden-Becken-Hüftregion. Das Becken soll an der Seite des gehobenen Beines nicht absinken.

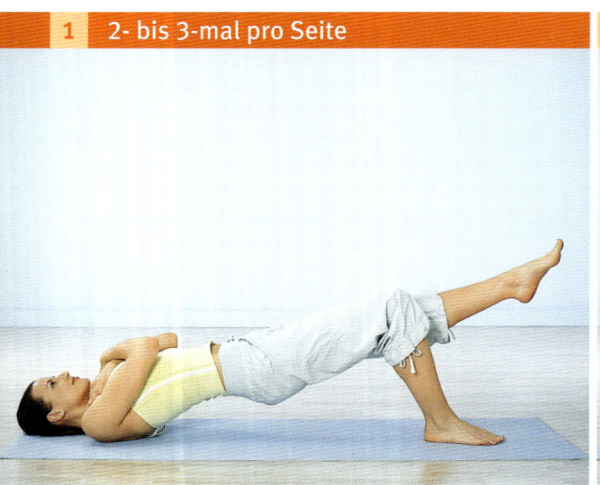

1 2- bis 3-mal pro Seite

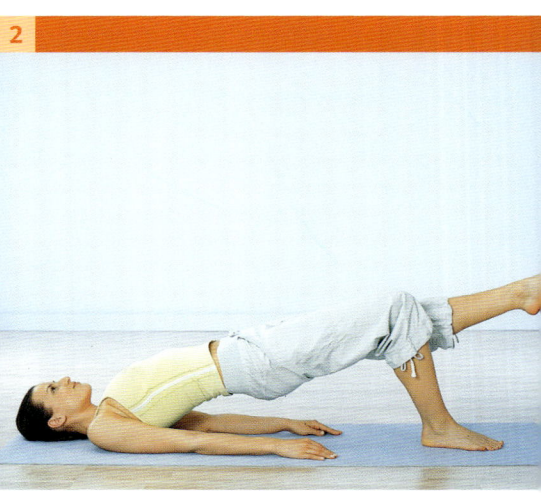

2

Mittelschwere Übung

> Legen Sie sich auf den Bauch, die Unterarme sind im rechten Winkel zu den Oberarmen aufgestützt. Die Zehenspitzen stehen auf dem Boden auf. Der Kopf ist angehoben, der Blick ist zum Boden gerichtet.

3 > Stützen Sie sich nun auf Ihren Ellbogen ab. Heben Sie den Körper so an, dass er eine gerade Linie bildet. Bauch-, Rücken- und Gesäßmuskulatur sind fest angespannt. Atmen Sie dabei ruhig und gleichmäßig weiter.

> Halten Sie diese Position 20 bis 30 Sekunden lang.

Übung für Fortgeschrittene

> Legen Sie sich in rechter Seitenlage auf den Boden. Stützen Sie Ihren rechten Ellbogen auf, der linke Arm liegt auf dem linken Oberschenkel. Das untere (rechte) Bein ist etwa 90 Grad nach hinten abgewinkelt, das obere ist gestreckt.

4 > Heben Sie nun den Körper einige Zentimeter so vom Boden ab, dass Kopf, Oberkörper, Hüfte und linkes Bein eine möglichst gerade Linie bilden.

> Die Position 20 bis 30 Sekunden halten.

WICHTIG
Achten Sie darauf, dass Sie die gerade Position während der Übung beibehalten und nicht in eine verstärkte Hüftbeugung ausweichen.

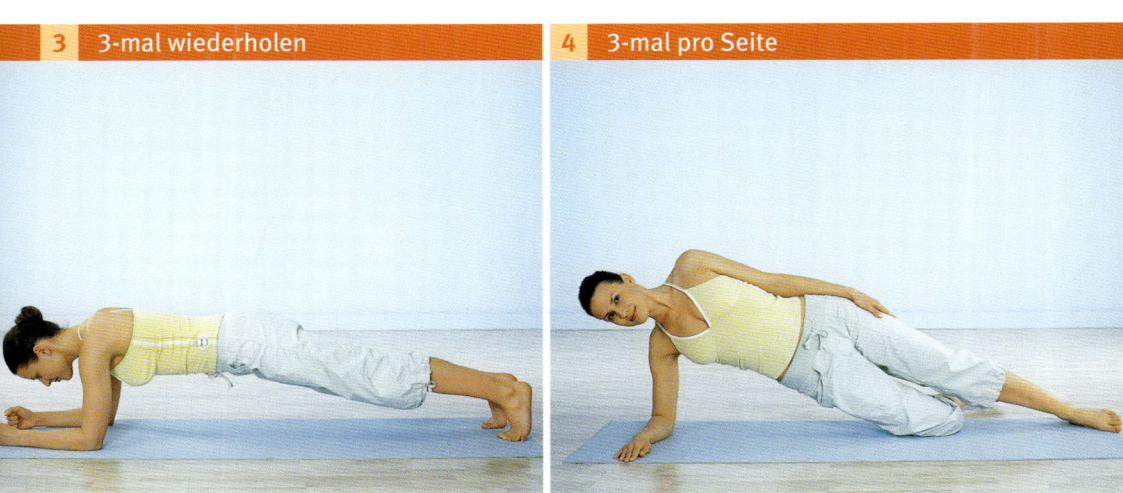

3 3-mal wiederholen

4 3-mal pro Seite

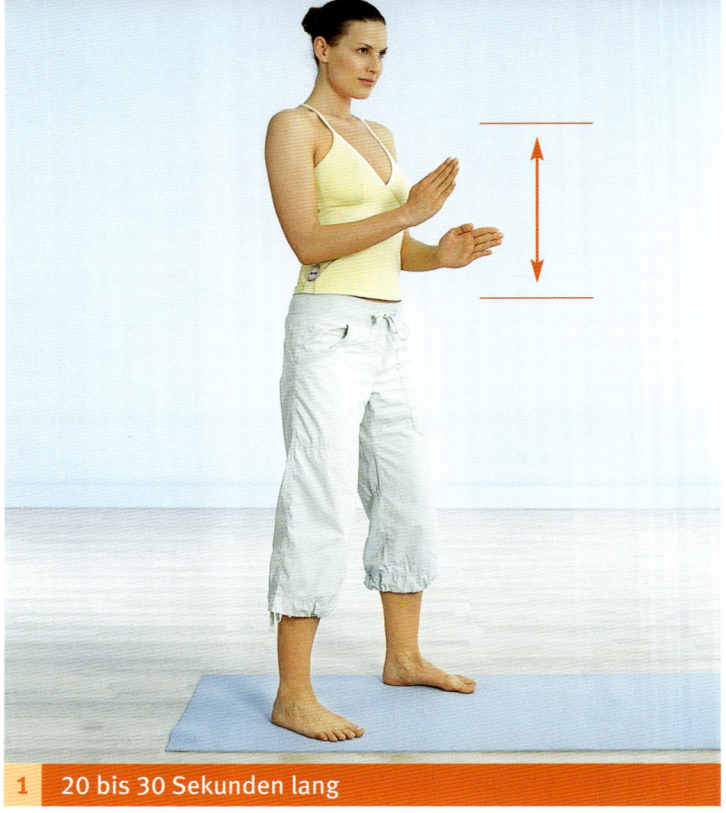

1 20 bis 30 Sekunden lang

Übung 3: Hacker

Mit dieser Übung kräftigen Sie die tiefe Rückenmuskulatur, die für die Stabilisierung der Wirbelsäule sowie die einzelnen Wirbelsegmente hauptverantwortlich ist. Speziell die kleinen, relativ schnellen wechselseitigen Bewegungen aktivieren diese tiefe Muskulatur. Bei den folgenden Übungen wird vor allem die Lendenwirbelsäule beansprucht.

Leichte Übung

› Stellen Sie sich mit schulterbreit geöffneten, ganz leicht gebeugten Beinen aufrecht hin. Die Arme liegen seitlich am Körper. Jetzt beugen Sie die Unterarme im 90-Grad-Winkel nach vorn. Die Ellbogen bleiben nah am Körper.

1 › Nun führen die Unterarme schnelle, kleine Hackbewegungen aus. Die Hände sind straff, die Daumen liegen an den Fingern an.

Mittelschwere Übung

> Stellen Sie sich mit schulterbreit geöffneten Beinen hin, die Fußspitzen sind leicht nach außen gedreht.

> Beugen Sie die Knie leicht und schieben Sie den Po nach hinten-unten. Der Oberkörper neigt sich nach vorn. Kopf und Arme sind in Verlängerung der Wirbelsäule. Die Hände stehen senkrecht.

2 > Führen Sie mit den Armen 20 bis 30 Sekunden lang schnelle, kleine Hackbewegungen aus.

Übung für Fortgeschrittene

> Gehen Sie in den Vierfüßlerstand. Stützen Sie sich auf die Un-terarme auf, die nach vorn zeigen. Formen Sie mit den Händen eine lockere Faust oder falten Sie die Hände. Stellen Sie die Fußspitzen auf dem Boden auf.

> Heben Sie beide Knie einige Zentimeter vom Boden ab, sodass zwischen Oberschenkel und Unterschenkel ein 120- bis 150-Grad-Winkel entsteht. Der Po befindet sich vor den Knien. Der Rücken bleibt gerade und der Kopf in Verlängerung der Wirbel-säule. Rücken-, Bauch- und Pomuskulatur sind angespannt.

3 > Heben Sie abwechselnd den rechten und den linken Fuß für zwei bis drei Sekunden vom Boden ab.

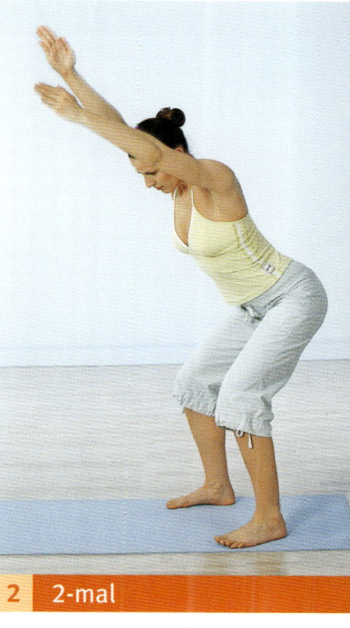

2 2-mal

3 10- bis 15-mal wiederholen, 2 Sätze

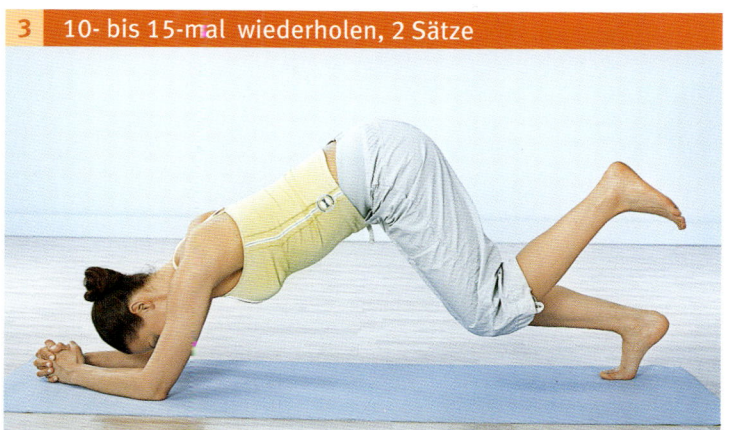

WICHTIG

Achten Sie bei dieser Übung darauf, dass der Rücken gerade ist und Sie kein Hohlkreuz machen.

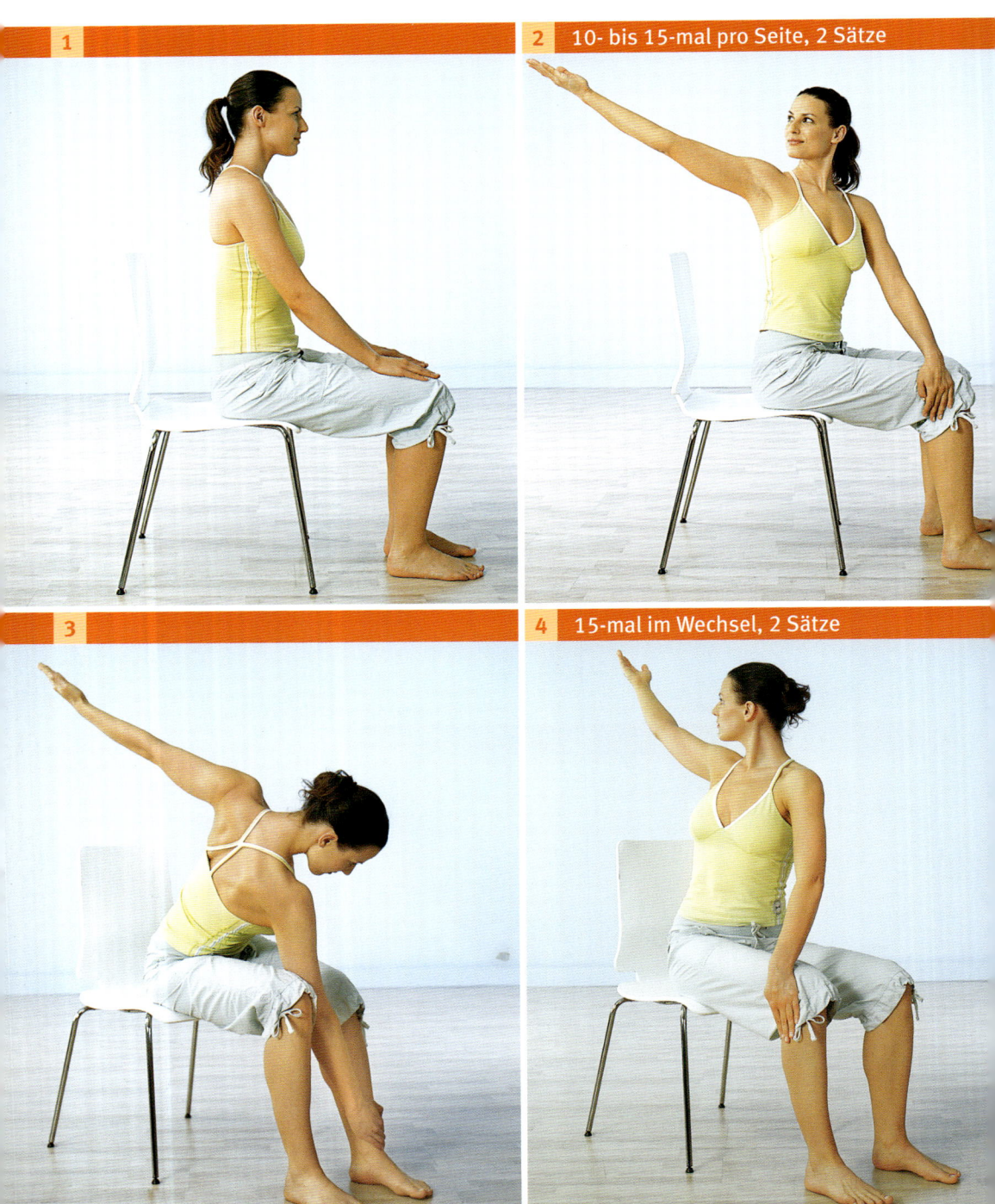

1

2 10- bis 15-mal pro Seite, 2 Sätze

3

4 15-mal im Wechsel, 2 Sätze

Übung 4: Schraube

Die Schraube ist eine Kräftigungs- und Dehnübung. Mit ihr trainieren Sie die tiefen Rückenmuskeln der Hals- und Brustwirbelsäule.

Leichte Übung

1 › Setzen Sie sich aufrecht auf einen Stuhl, die Beine sind hüftbreit aufgestellt. Die Hände liegen auf den Oberschenkeln.

2 › Drehen Sie den Oberkörper zur rechten Seite und führen Sie den rechten Arm nach hinten-oben, der Kopf geht mit, der Blick ist auf die Hand gerichtet. Die linke Hand wird am rechten Oberschenkel abgelegt. Die Hüfte soll stabil sein.

› Halten Sie diese Position fünf bis zehn Sekunden lang.

Mittelschwere Übung

› Nehmen Sie die Ausgangsposition ein. Führen Sie die rechte Hand zum linken Knöchel. Die Augen folgen dem rechten Arm. Der linke Arm ist nach hinten-oben gestreckt.

3 › Halten Sie diese Position 10 bis 15 Sekunden lang.

› Richten Sie den Oberkörper langsam wieder auf.

4 › Führen Sie nun den rechten Arm an der rechten Körperseite vorbei nach rechts hinten-oben. Der Blick folgt dieser Bewegung. Die linke Hand wird außen am rechten Oberschenkel abgelegt. Es sollte eine fließende Bewegung sein.

Übung für Fortgeschrittene

5 › Sie befinden sich in Seitlage, auf dem rechten Arm aufgestützt. Die linke Hand liegt vor dem Oberkörper auf dem Boden. Das untere Bein ist um 90 Grad angewinkelt, das obere gestreckt.

6 › Führen Sie nun den rechten Arm hinter den Rücken. Drehen Sie Kopf und Rumpf mit in diese Richtung und legen Sie die Stirn auf dem linken Unterarm ab.

› Halten Sie die Position 15 bis 20 Sekunden.

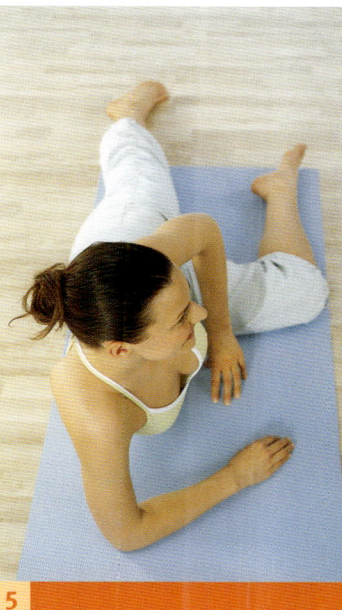

5

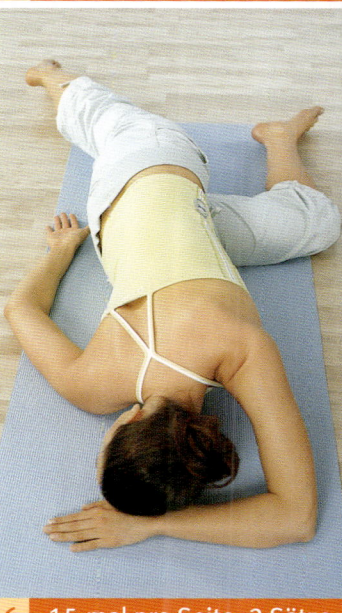

6 **15-mal pro Seite, 2 Sätze**

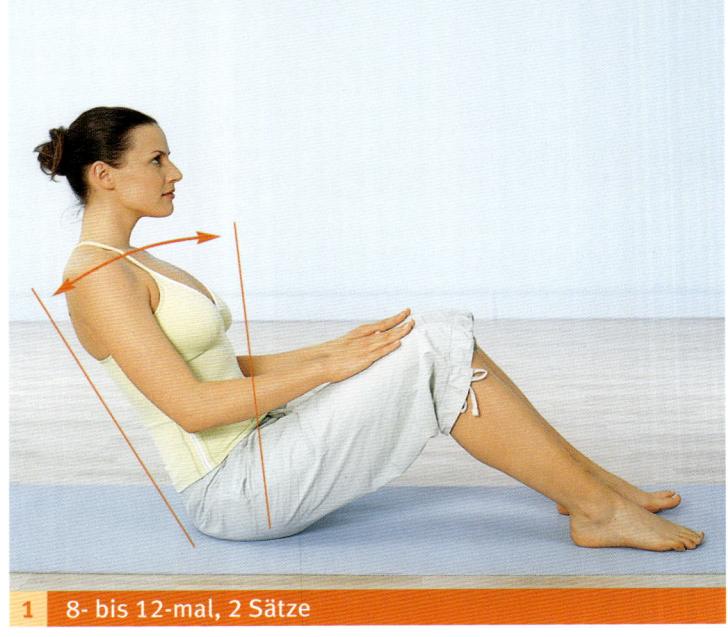

1 8- bis 12-mal, 2 Sätze

Übung 5: 6-Packer rückwärts

Mit dieser Übung kräftigen Sie die gerade Bauchmuskulatur, die beim Stehen im Alltag meist nachgebend (exzentrisch) gegen die Schwerkraft arbeitet. Sie bildet die vordere Bauchwand und ist der kräftigste Rumpfbeuger. Er richtet den Oberkörper aus der Rückenlage heraus auf. Eine zu schwache Bauchmuskulatur ist unschwer an einem vorgewölbten Bauch zu erkennen.

Leichte Übung

> Setzen Sie sich auf den Boden, die Füße sind bei 90 Grad Kniebeugung mit der ganzen Fußsohle auf dem Boden aufgestellt, der Oberkörper ist aufrecht. Die Hände liegen locker auf den Oberschenkeln.

1 > Neigen Sie den Oberkörper langsam zurück. Die Hände bleiben locker auf den Oberschenkeln. Spüren Sie ein leichtes Ziehen im Bauch? Achten Sie darauf, dass der Rücken gerade ist. Vermeiden Sie einen Rundrücken.

> Halten Sie die Position 15 bis 20 Sekunden und kommen Sie wieder langsam in die Ausgangsposition zurück.

Mittelschwere Übung

> Legen Sie sich in Rückenlage auf den Boden, beide Füße sind bei 90 Grad Kniebeugung hüftbreit aufgestellt. Die Hände liegen auf den Oberschenkeln.

2 > Heben Sie Kopf und Schulterblätter langsam vom Boden ab. Die Hände wandern dabei bis zu den Knien. Den Kopf halten Sie so, dass zwischen Kinn und Brust ein Tennisball passen könnte. Der Blick ist schräg nach vorn zu den Knien gerichtet.

> Halten Sie die Position fünf Sekunden, gehen Sie dann langsam wieder zurück.

Übung für Fortgeschrittene

> Sie befinden sich in Rückenlage, beide Beine sind bei 90 Grad Kniebeugung aufgestellt. Drücken Sie die Fersen in den Boden und ziehen Sie die Zehenspitzen an. Die Arme liegen parallel zum Körper, die Handflächen sind im Handgelenk so angewinkelt, dass die Finger zur Decke zeigen.

3 > Heben Sie Kopf und Schulterblätter langsam vom Boden ab. Schieben Sie dabei die Hände knapp oberhalb des Bodens in Richtung Füße. Die Lendenwirbelsäule liegt weiterhin auf.

WICHTIG
Arbeiten Sie nicht mit Schwung, sondern ganz langsam und kontrolliert, und dies besonders auf dem Rückweg.

WICHTIG
Unbedingt weiteratmen, auch wenn es schwer fällt! Den Rückweg ganz langsam und kontrolliert ausführen.

2 8- bis 12-mal, 3 Sätze

3 8- bis 12-mal, 3 Sätze

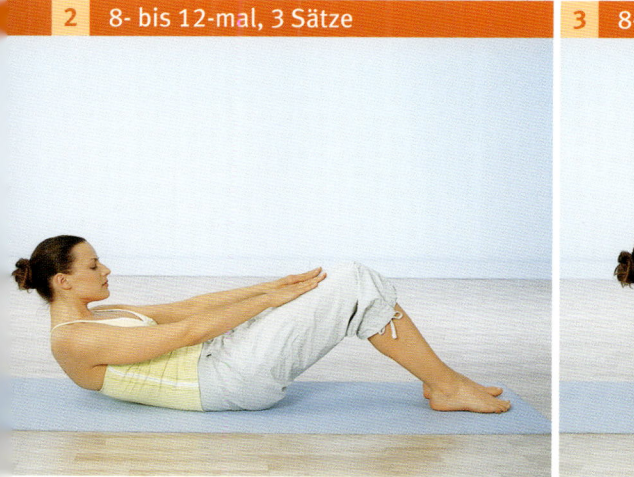
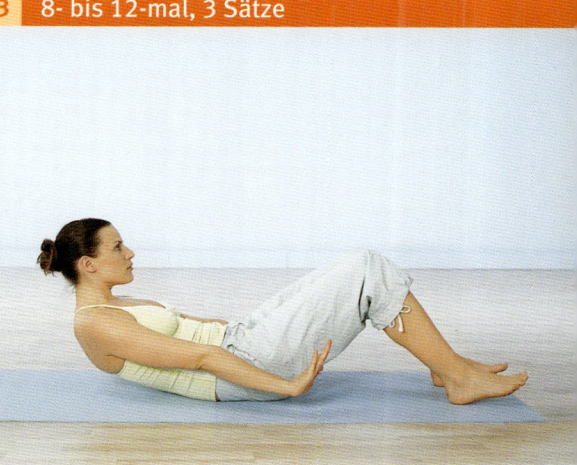

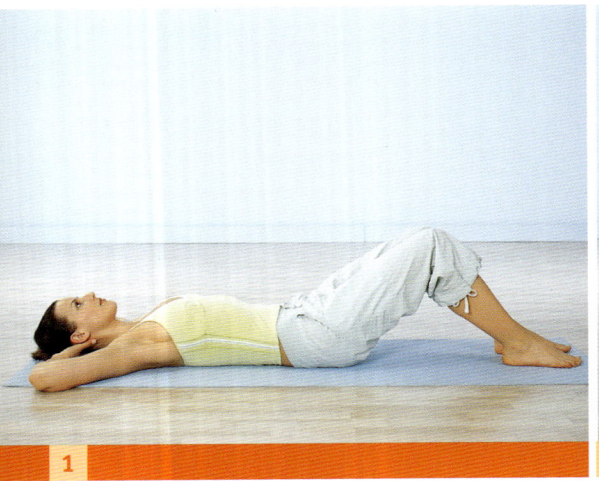 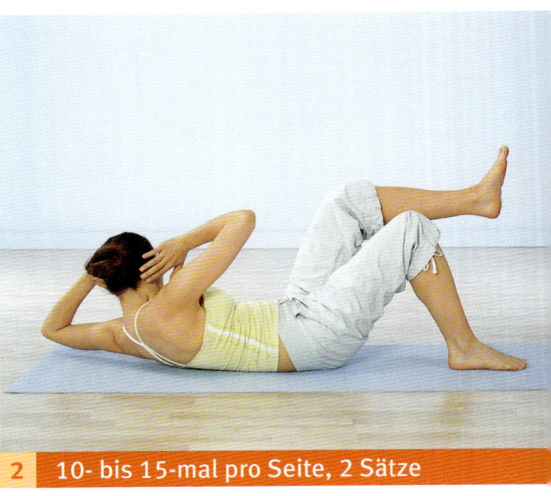

1

2 10- bis 15-mal pro Seite, 2 Sätze

Übung 6: Hingucker

Der Hingucker kräftigt die schrägen Bauchmuskeln. Diese wirken bei allen Rumpfbewegungen mit, vor allem bei der Seitneigung und der Rumpfdrehung. Aufgrund ihrer besonderen Lage helfen sie auch bei der Stabilisierung der Wirbelsäule. In Zusammenarbeit mit den tiefen kleinen Rückenmuskeln stabilisieren sie den Rücken und sichern Sie bei allen Bewegungen.

Leichte Übung

WICHTIG
Atmen Sie ruhig und gleichmäßig weiter.

1 › Legen Sie sich auf den Rücken, beide Beine sind in zirka 90-Grad-Kniebeugung mit der ganzen Fußsohle auf dem Boden aufgestellt, die Hände liegen unter dem Kopf. Der Blick ist nach oben gerichtet. Sie atmen gleichmäßig ein und aus. Die Lendenwirbelsäule drückt fest gegen den Boden. Dies ist Ihre Ausgangsposition.

2 › Heben Sie beide Schulterblätter vom Boden ab und drehen Sie mit der rechten Schulter in Richtung linkes Knie. Heben Sie gleichzeitig das linke Bein hoch. Die Ellbogen bleiben außen. Der Kopf folgt der Bewegung.

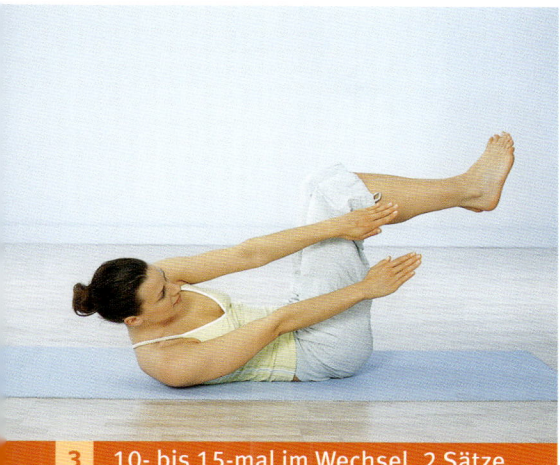 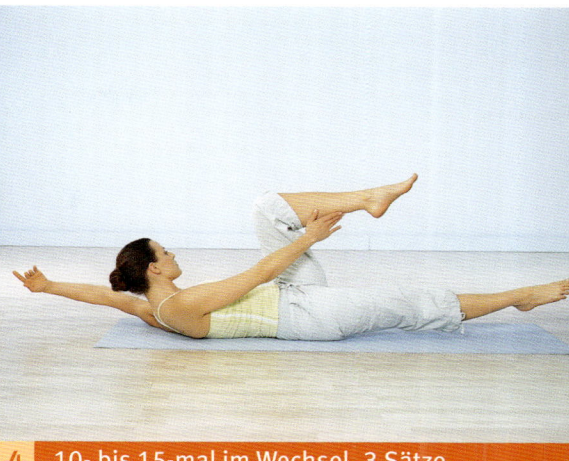

| 3 | 10- bis 15-mal im Wechsel, 2 Sätze | 4 | 10- bis 15-mal im Wechsel, 3 Sätze |

Mittelschwere Übung

> Legen Sie sich auf den Rücken. Heben und winkeln Sie beide Beine so an, dass die Oberschenkel senkrecht sind und mit den Unterschenkeln einen 90-Grad-Winkel bilden. Die Arme liegen gestreckt neben dem Körper, die Handflächen sind zum Boden gerichtet.

3 > Heben Sie die Schulterblätter vom Boden ab und ziehen Sie beide Arme seitlich zunächst zum rechten Knie, anschließend dann zum linken Knie.

> Achten Sie darauf, dass sich der Oberkörper den Knien nähert, nicht umgekehrt. Und atmen Sie gleichmäßig weiter.

Übung für Fortgeschrittene

> Sie befinden sich in Ausgangsposition auf dem Rücken.

4 > Strecken Sie das rechte Bein nach vorn und den linken Arm nach hinten bis knapp oberhalb des Bodens. Heben Sie das linke Bein angewinkelt vom Boden ab. Der rechte Arm zieht nach vorn zum linken Oberschenkel.

> Machen Sie die Übung im Wechsel mit dem linken Bein und dem rechten Arm.

WICHTIG
Achten Sie bei dieser Übungsvariante darauf, die Hüfte stabil zu halten!

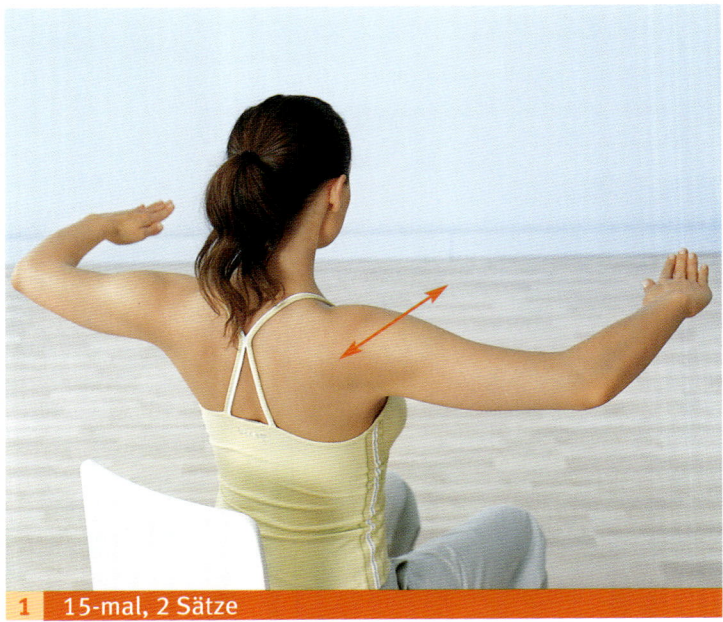

1 15-mal, 2 Sätze

TIPP

Spüren Sie einen inten-
siven Reiz der Muskeln
zwischen Ihren Schulter-
blättern? Dann machen
Sie es richtig!

Übung 7: Schulterformer

Der Schulterformer dient der Kräftigung von Schulter- und Nackenmuskulatur, die ein wichtiger Stabilisator des oberen Rückens und des Kopfes ist. Bei allen Bewegungen des Kopfes muss sie sowohl beweglich
als auch stützend eingreifen.

Leichte Übung

1 › Setzen Sie sich aufrecht auf einen Stuhl. Winkeln Sie die Ober-
arme so an, dass Sie sie in einer Ebene parallel zum Boden
halten. Die Unterarme zeigen nach vorn und bilden einen 90-
Grad-Winkel zu den Oberarmen. Die Handflächen zeigen nach
unten in Richtung Boden.

› Schieben Sie nun die Arme waagerecht vor und wieder zurück.
Achten Sie darauf, dass der Winkel zwischen Ober- und Unterarm beibehalten wird. Die Schultern nicht hochziehen.

WICHTIG
Führen Sie die Übung langsam und kontrolliert aus,
nicht mit Schwung.

Mittelschwere Übung

> Setzen Sie sich aufrecht auf einen Stuhl. Die Arme hängen locker neben dem Körper.

2 > Kreisen Sie im größtmöglichen Bewegungsspielraum Ihre Schultern, zunächst vorwärts, anschließend rückwärts. Beim Rückwärtskreisen sollten sich Ihre Schulterblätter näher kommen.

Übung für Fortgeschrittene

> Stützen Sie die Hände in Schulterhöhe gegen eine Wand, die Arme sind gestreckt, die Hände zeigen mit den Fingerspitzen leicht zueinander. Die Füße stehen etwa einen Meter von der Wand entfernt. Je weiter weg, umso anstrengender wird die Übung. Der Körper bildet eine gerade Linie und ist gespannt.

3 > Während des Einatmens beugen Sie die Ellbogen, ohne dabei in der Hüfte einzuknicken. Der Körper bildet weiterhin eine gerade Linie. Beim Ausatmen die Arme wieder strecken, aber nicht ganz durchdrücken.

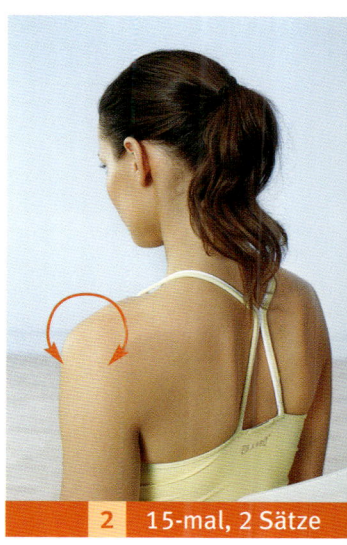

2   15-mal, 2 Sätze

3   10- bis 15-mal, 3 Sätze

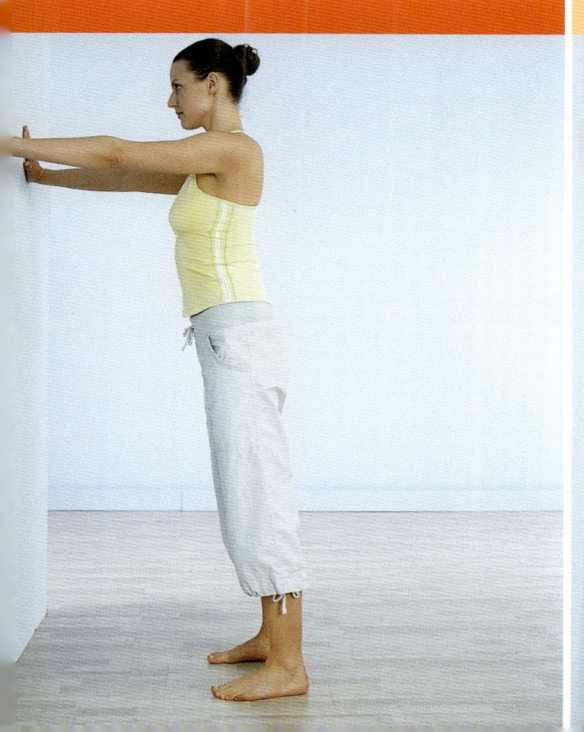
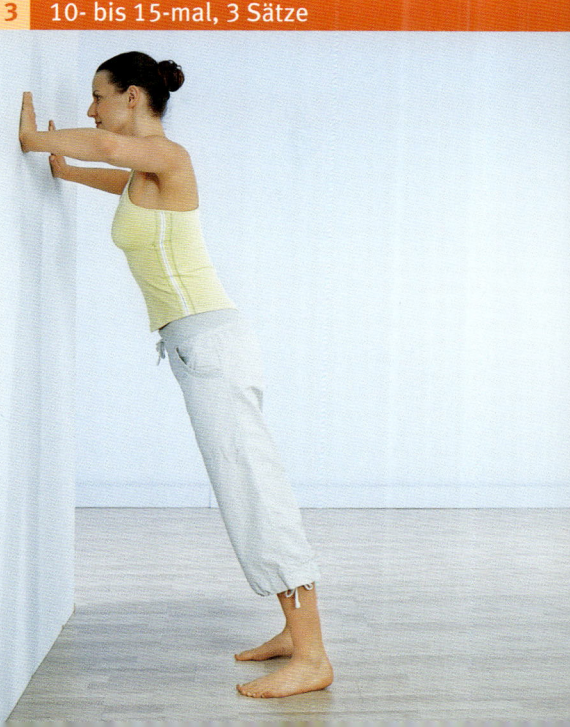

Übung 8: Po-Runder

Diese Übung dient der Kräftigung der Pomuskulatur, die für die Beckenaufrichtung verantwortlich ist. Diese wiederum ist Voraussetzung für eine aufrechte Körperhaltung. Die Pomuskulatur teilt sich in große und kleine Gesäßmuskeln auf. Die kleinen Gesäßmuskeln gewährleisten beim Gehen eine gerade Haltung des Beckens und verhindern ein Absinken der Hüfte, und der große Gesäßmuskel streckt das Hüftgelenk und hilft beim Hochkommen aus der Hocke.

Leichte Übung

1 › Legen Sie sich in Bauchlage auf einen Tisch, die Hüfte liegt gerade auf der Platte auf. Halten Sie sich mit den Händen an der Tischkante fest. Die Beine sind leicht angewinkelt, Sie stehen auf den Zehenspitzen.

2 › Heben Sie das rechte Bein und strecken Sie es nach hinten. Ziehen Sie dabei die Zehenspitze an. Die Zehen des linken Fußes bleiben am Boden.

› Halten Sie die Position 10 bis 15 Sekunden lang.

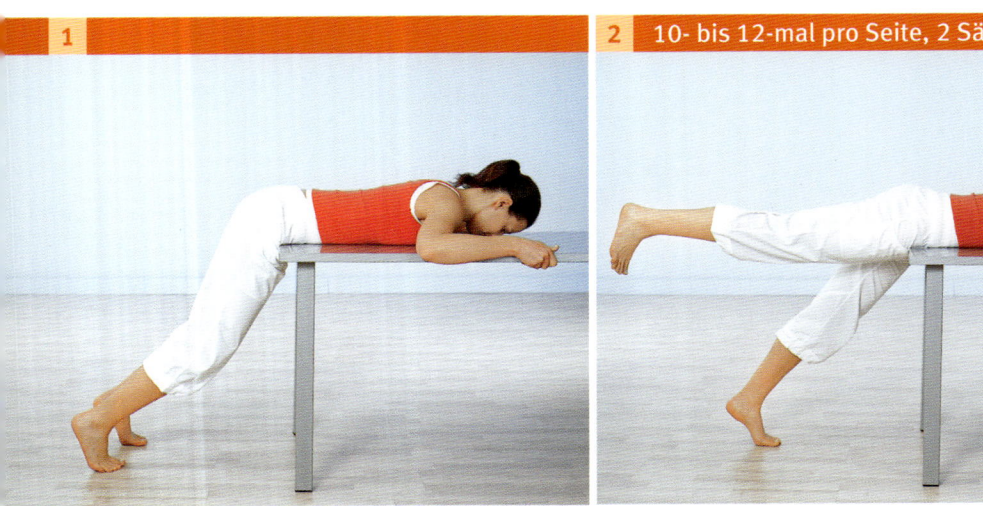

1

2 10- bis 12-mal pro Seite, 2 Sätze

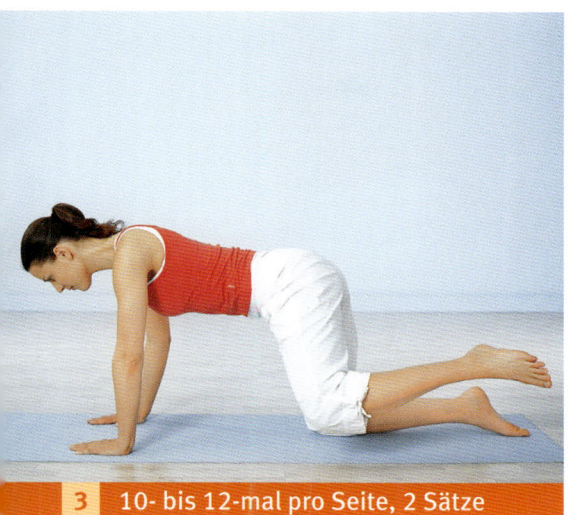 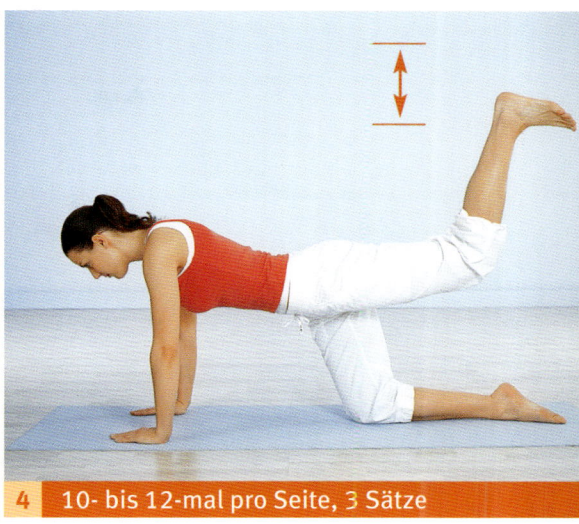

3 10- bis 12-mal pro Seite, 2 Sätze   **4** 10- bis 12-mal pro Seite, 3 Sätze

Mittelschwere Übung

> Gehen Sie in den Vierfüßlerstand. Die Hände sind auf gleicher Höhe und zeigen parallel nach vorn.

3 > Führen Sie das linke Bein ein wenig zur Seite. Ober- und Unterschenkel bilden einen 90-Grad-Winkel. Der Rücken bleibt gerade, und der Kopf ist in Verlängerung der Wirbelsäule. Der Blick ist zum Boden gerichtet.

Übung für Fortgeschrittene

> Heben Sie im Vierfüßlerstand den linken Oberschenkel so an, dass er parallel zum Boden ist. Ober- und Unterschenkel bilden einen 90-Grad-Winkel, die Fußsohle zeigt zur Decke. Der Rücken ist gerade, der Kopf in Verlängerung der Wirbelsäule.

4 > Mit dem oberen Bein werden nun ganz kleine Bewegungen in Richtung Decke ausgeführt. Bewegen Sie das Bein auf und ab, auf und ab und auf und ab ...

> Variante: Um gleichzeitig etwas für den oberen Rücken und die obere Schultermuskulatur zu tun, können Sie die Ellbogen bei dieser Übung leicht beugen.

WICHTIG
Heben Sie den Kopf nicht an, sondern blicken Sie während der Übung zum Boden.

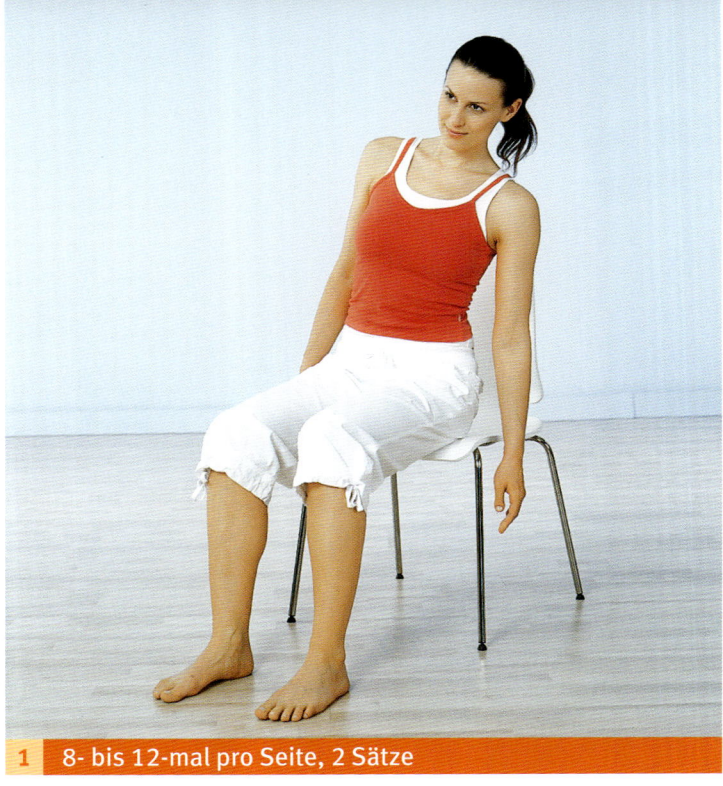

1 8- bis 12-mal pro Seite, 2 Sätze

Übung 9: Windspiel

Diese Übung dehnt sowohl die Rücken- als auch die Bauchmuskulatur und fördert zugleich die seitliche Mobilität. Dabei wird die tiefe Rückenmuskulatur besonders angesprochen und in ihrer Funktion, der Stabilisation, speziell gefördert und trainiert.

Leichte Übung

› Setzen Sie sich aufrecht auf einen Stuhl. Die Beine sind etwa hüftbreit aufgestellt, und die Arme hängen locker neben dem Körper. Rücken- und Bauchmuskulatur sind angespannt.

1 › Neigen Sie den Oberkörper so zur linken Seite, dass sich die linke Hand dem Boden nähert. Der Kopf bleibt in Verlängerung der Wirbelsäule. Wenn Sie ein leichtes Ziehen in der rechten Seite spüren, machen Sie es richtig. Achten Sie darauf, dass Sie mit dem Oberkörper nicht nach vorne kippen.

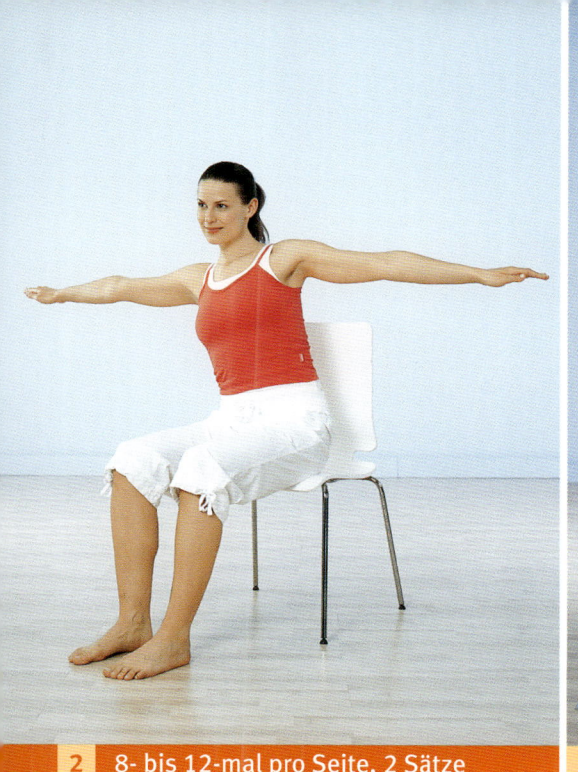

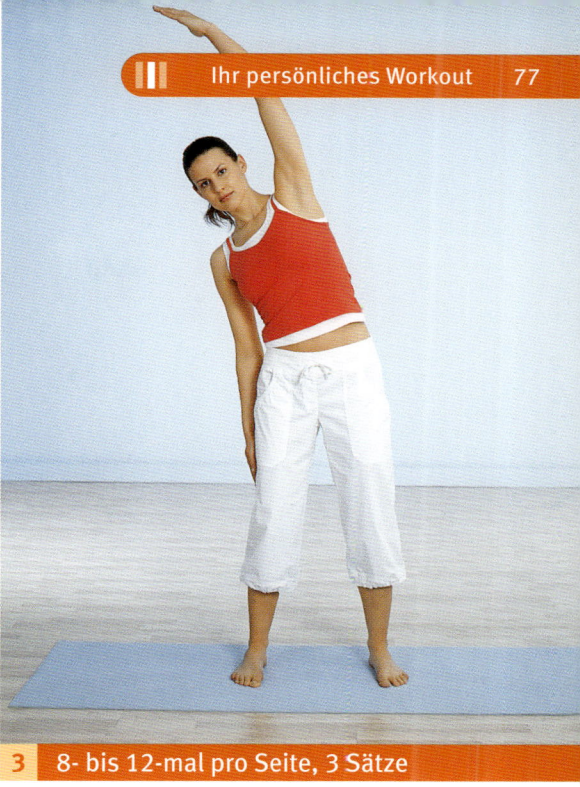

| 2 | 8- bis 12-mal pro Seite, 2 Sätze | 3 | 8- bis 12-mal pro Seite, 3 Sätze |

Mittelschwere Übung

› Setzen Sie sich aufrecht auf einen Stuhl. Strecken Sie die Arme so zur Seite, dass sie eine Parallele zum Boden bilden.

2 › Führen Sie nun den Oberkörper langsam zur rechten Seite, bis Sie einen Dehnungsreiz in der Seite spüren. Bleiben Sie fünf Sekunden in dieser Position und wechseln Sie dann die Seite. Der Kopf bleibt gerade, Ihr Blick ist nach vorne gerichtet.

Übung für Fortgeschrittene

› Stellen Sie sich mit schulterbreit geöffneten Beinen aufrecht hin. Die Fußspitzen sind leicht nach außen gedreht, die Arme hängen locker neben dem Körper.

3 › Strecken Sie den linken Arm hoch und nach rechts. Schieben Sie die rechte Hand am rechten Oberschenkel hinab.

› Halten Sie diese Position 15 bis 20 Sekunden lang. Danach die Seite wechseln und den rechten Arm nach oben führen.

WICHTIG
Die Hüfte darf bei dieser Übung nicht seitlich verdreht werden.

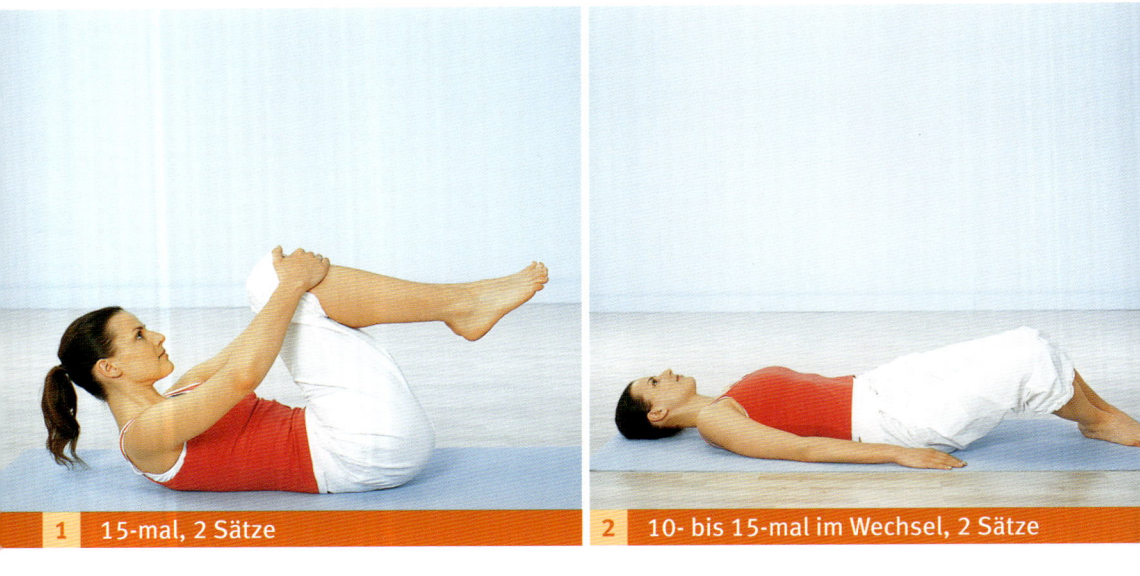

1 | 15-mal, 2 Sätze

2 | 10- bis 15-mal im Wechsel, 2 Sätze

Übung 10: Schaukel

Die Schaukel ist eine Dehnübung und macht die Lendenwirbelsäule beweglich. Das ist bei allen Beuge- und Streckbewegungen der Wirbelsäule besonders wichtig. Alle Bewegungssegmente der Wirbelsäule müssen, ebenso wie die sie verbindenden kleinen Gelenke, beweglich und mobil bleiben. Die Beweglichkeit gewährleistet, dass die Wirbelsäule allen Bewegungen folgen kann.

Leichte Übung

> Legen Sie sich auf den Rücken. Heben und winkeln Sie beide Beine so an, dass die Oberschenkel senkrecht sind und mit den Unterschenkeln einen 90-Grad-Winkel bilden. Die Arme liegen gestreckt neben dem Körper.

1 > Umfassen Sie mit den Händen die Knie und ziehen Sie sie zum Bauch. Heben Sie gleichzeitig Kopf und Schultern vom Boden ab. Es entsteht ein kleines Paket. Schaukeln Sie nun auf dem Rücken leicht vor und zurück.

Mittelschwere Übung

> › Legen Sie sich auf den Rücken. Die Beine sind aufgestellt, die Fußsohlen stehen komplett auf dem Boden, und die Knie berühren einander. Die Arme liegen seitlich am Körper.

2 › Bringen Sie die Knie langsam abwechselnd erst zur linken und anschließend zur rechten Seite in Richtung Boden, ohne die Beine jedoch ganz abzulegen.

Übung für Fortgeschrittene

3 › Gehen Sie in den Vierfüßlerstand. Handflächen und Unterschenkel sind etwa hüftbreit auf dem Boden aufgesetzt. Drücken Sie den Rücken weit nach oben (Katzenbuckel). Senken Sie den Kopf so weit nach unten, dass Sie Ihre Beine sehen können. Halten Sie die Position ein paar Sekunden.

4 › Lassen Sie dann den Rücken durchhängen (Pferderücken) und legen Sie den Kopf in den Nacken.
Tipp: Sollten Sie Probleme mit den Handgelenken haben, drehen Sie die Fingerspitzen leicht nach außen.

WICHTIG
Führen Sie die Übung nur so weit aus, wie das Becken vollständig auf dem Boden liegt. Achten Sie darauf, dass auch die Schultern Kontakt zum Boden behalten und der Oberkörper gerade bleibt!

3

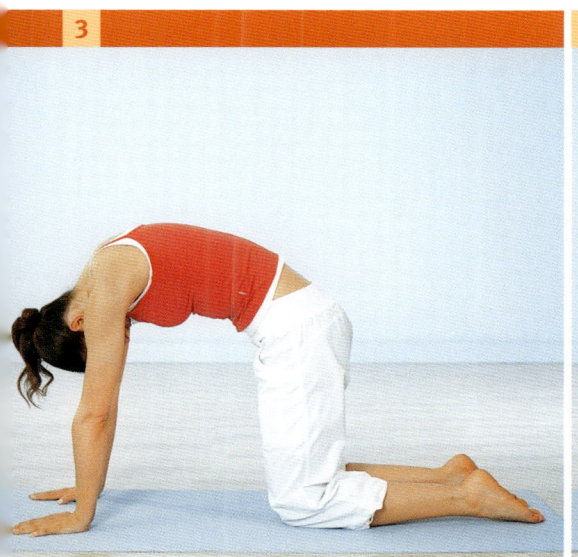

4   15-mal in jede Richtung, 2 Sätze

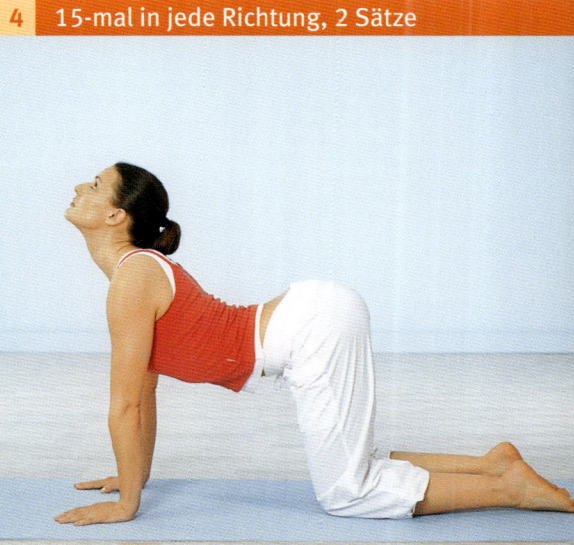

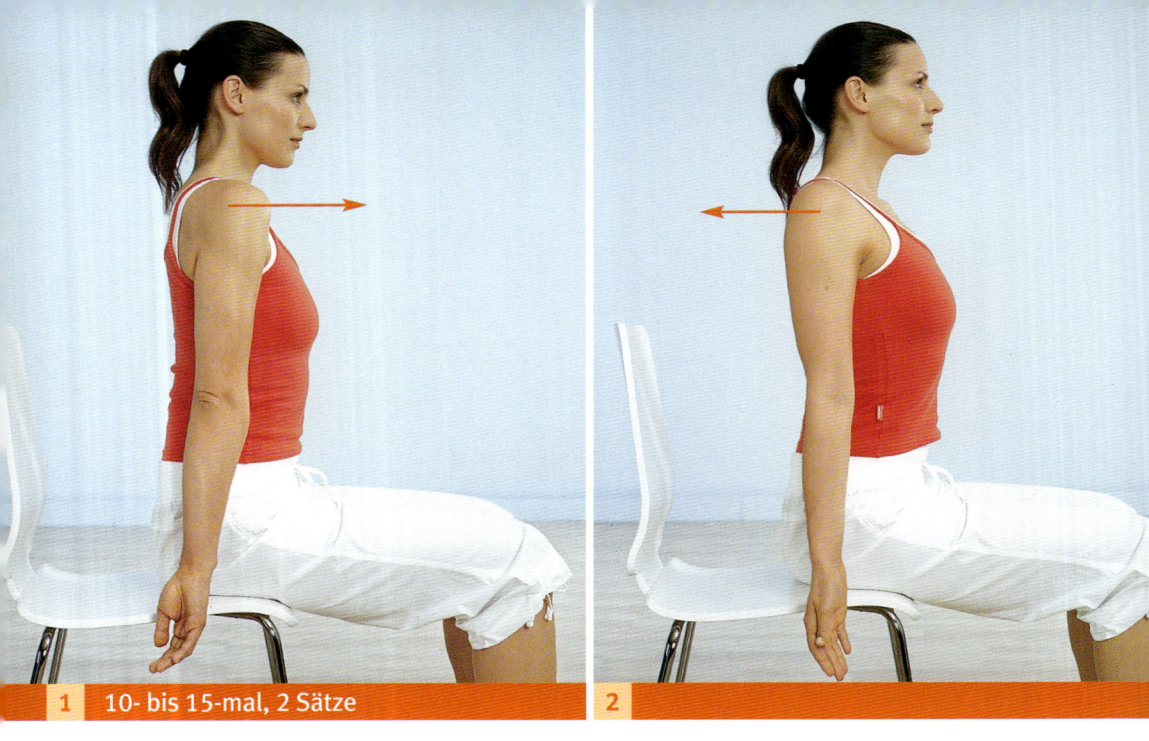

1 10- bis 15-mal, 2 Sätze

2

Übung 11: Brustöffner

Der Brustöffner dehnt die Brustmuskulatur. Ist sie entspannt und gedehnt, dann öffnet sie den Brustraum. Das wiederum erleichtert die Atmung und gewährleistet, dass die Wirbelsäule im Brustraum überhaupt rotieren kann. Nur dadurch sind Sie in der Lage, zum Beispiel über die Schulter nach hinten zu schauen.

Leichte Übung

1 › Setzen Sie sich auf einen Stuhl, Ihre Füße sind etwa in Hüftbreite vollständig auf dem Boden aufgestellt. Lassen Sie die Arme locker neben dem Körper hängen. Führen Sie die Schultern zunächst nach vorn; die Handflächen zeigen leicht geöffnet nach hinten. Es darf ein leichter Rundrücken entstehen.

2 › Führen Sie dann die Schultern zurück, die Schulterblätter nähern sich einander; die Handflächen zeigen nach vorn. Strecken Sie dabei die Brust raus. Achten Sie darauf, dass Ihre Schultern unten bleiben.

Mittelschwere Übung

> Stellen Sie sich seitlich so nah an eine Wand, dass Ihr linker Unterarm, den Sie dagegendrücken, senkrecht ist. Der Arm befindet sich hinter Ihrem Rücken, der Ellbogen etwas unterhalb der Schulter. Ihre Füße stehen geschlossen nebeneinander.

3 > Verlagern Sie Ihr Körpergewicht durch einen Ausfallschritt mit dem rechten Bein nach vorn und halten Sie die Dehnung 10 bis 15 Sekunden. Das linke Bein ist dabei gestreckt, beide Füße bleiben fest auf dem Boden.

> Drehen Sie sich anschließend zur anderen Seite, um diese ebenfalls 10 bis 15 Sekunden zu dehnen.

Übung für Fortgeschrittene

4 > Knien Sie sich hin und strecken Sie die Arme so weit vor, dass Sie die Stirn am Boden leicht auflegen können. Der Oberkörper berührt den Boden jedoch nicht. Wenn Sie ein leichtes Ziehen in der Brustmuskulatur spüren, machen Sie es richtig.

> Bleiben Sie 10 bis 15 Sekunden in dieser Haltung und lassen Sie den Dehnreiz einwirken.

5 > Bewegen Sie nun die Arme mitsamt dem Oberkörper nach links. Bleiben Sie 10 bis 15 Sekunden in dieser Haltung und schieben Sie dann die Arme nach rechts.

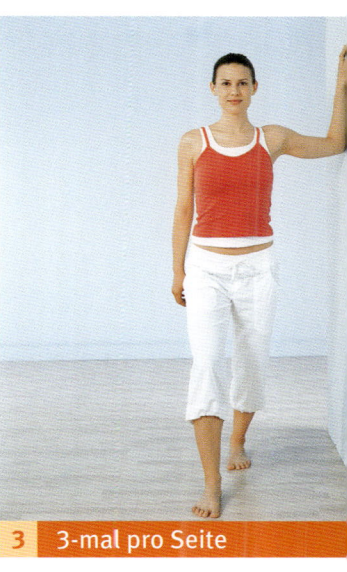

3 **3-mal pro Seite**

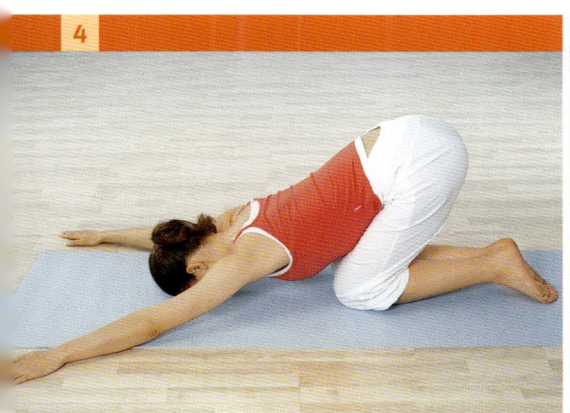

4

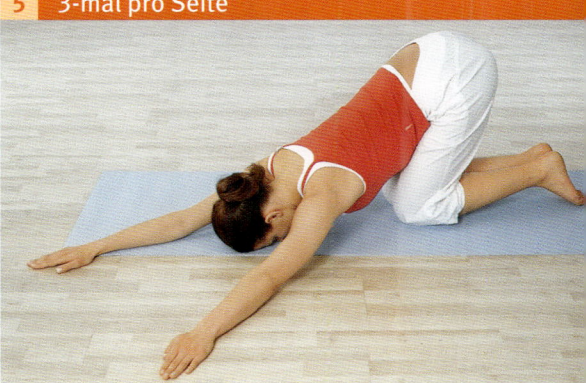

5 **3-mal pro Seite**

Übung 12: Luftschnapper

Diese Übung ist dafür gedacht, die Nacken- und Schultermuskulatur zu dehnen und beweglich zu halten. Besonders im Alltag drücken die täglichen Belastungen und Stress auf die Schultern. Aber nur eine bewegliche und gedehnte Muskulatur kann sich entspannen und den Anforderungen des Alltags erfolgreich trotzen.

Leichte Übung

› Setzen Sie sich in Ausgangsposition aufrecht auf einen Stuhl. Die Beine sind auf dem Boden aufgestellt.

1 › Strecken Sie beide Arme abwechselnd zur Decke, als ob Sie Kirschen pflücken wollten.

Mittelschwere Übung

› Stellen Sie sich aufrecht hin, die Arme hängen locker neben dem Körper, der Blick ist nach vorne gerichtet.

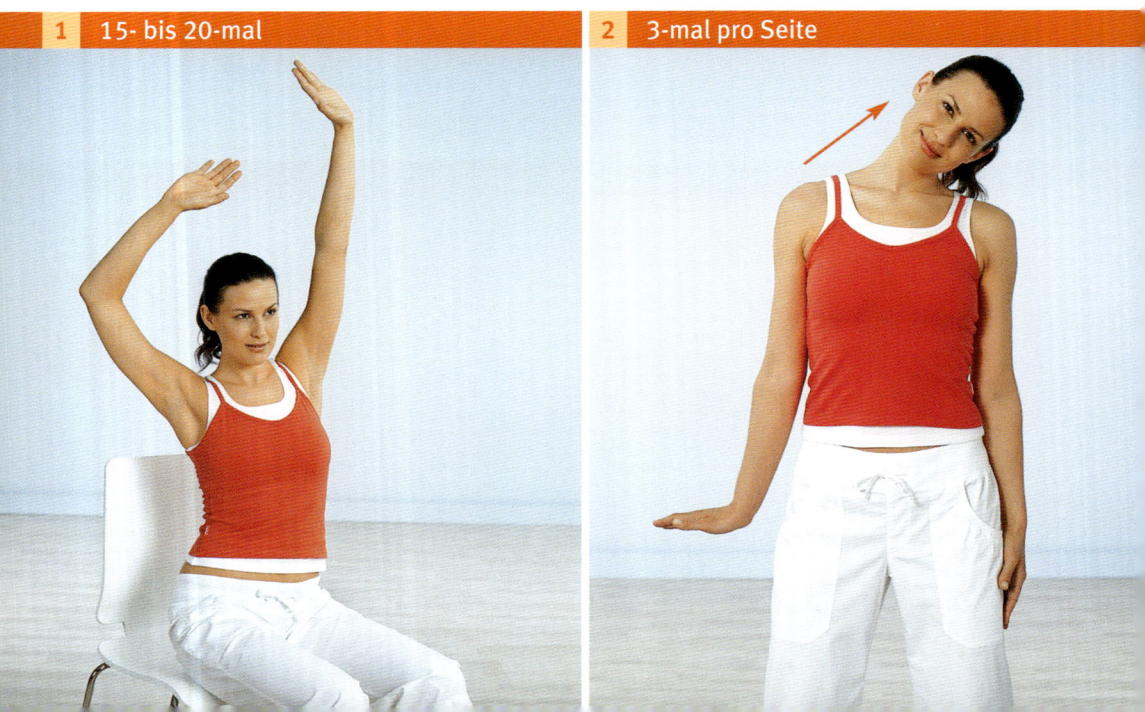

1 15- bis 20-mal   **2** 3-mal pro Seite

2 › Drücken Sie nun die rechte Schulter und die rechte Handfläche aktiv in Richtung Boden. Der Kopf neigt sich dabei aktiv zur linken Seite. Wenn Sie ein Ziehen im rechten Nacken- und Schulterbereich spüren, machen Sie die Übung richtig.

   › Halten Sie diese Position 10 bis 15 Sekunden lang.

Übung für Fortgeschrittene

3 › Setzen Sie sich aufrecht auf einen Stuhl. Die Beine sind hüftbreit auf dem Boden aufgestellt, die linke Hand liegt auf dem rechten Oberschenkel. Heben Sie nun den rechten Arm – der Unterarm ist angewinkelt – auf Schulterhöhe. Die Hand zeigt senkrecht zur Decke.

4 › Führen Sie nun den rechten Arm vor der linken Schulter vorbei, den Blick zur rechten Hand gerichtet. Stoppen Sie die Bewegung, sobald Sie ein leichtes Ziehen in der Nacken- und Schultermuskulatur spüren.

   › Halten Sie diese Position 10 bis 15 Sekunden lang.

WICHTIG
Achten Sie darauf, dass Sie das Hüftgelenk bei dieser Übung stabil halten.

3

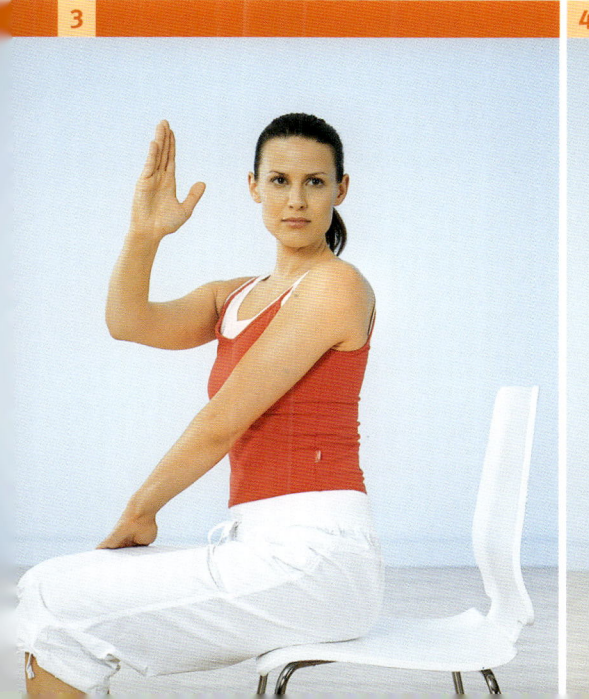

4 3-mal pro Seite

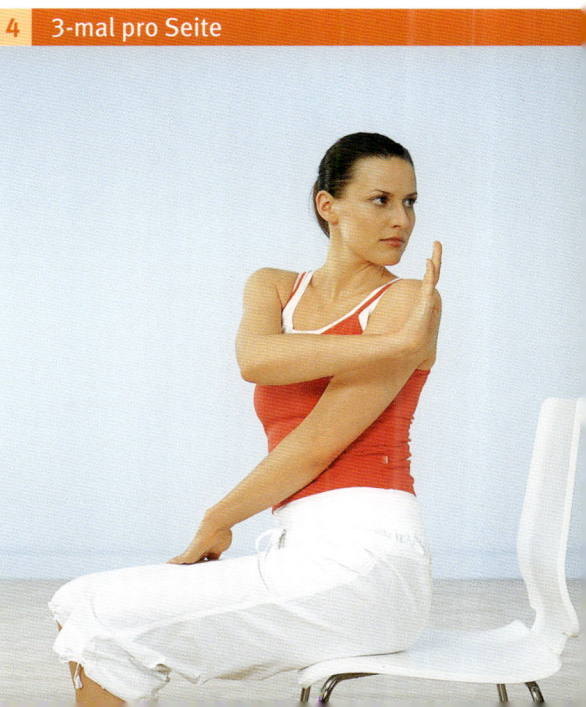

Übung 13: Flitzebogen

Der Flitzebogen dehnt die Oberschenkelmuskulatur, die am Becken an-
setzt. Bei Anspannung zieht sie das Becken nach vorn und beansprucht somit besonders die Lendenwirbelsäule, weil sie die Lordose
in diesem Bereich verstärkt. Eine gedehnte Muskulatur zieht viel weniger an der Wirbelsäule.

Leichte Übung

> Stellen Sie sich locker hin. Machen Sie mit dem linken Fuß
> einen großen Schritt nach vorn, und legen Sie den rechten Fuß
> nach hinten auf einen Stuhl.

1 > Schieben Sie nun die rechte Hüfte nach vorn. Das Knie darf
> nicht über die Fußspitze hinausragen. Der Oberkörper bleibt
> gerade. Wenn Sie ein leichtes Ziehen in der rechten vorderen
> Oberschenkelmuskulatur spüren, machen Sie es richtig.

> Halten Sie die Dehnung 10 bis 15 Sekunden, anschließend
> wechseln Sie das Bein.

1 2-mal pro Seite

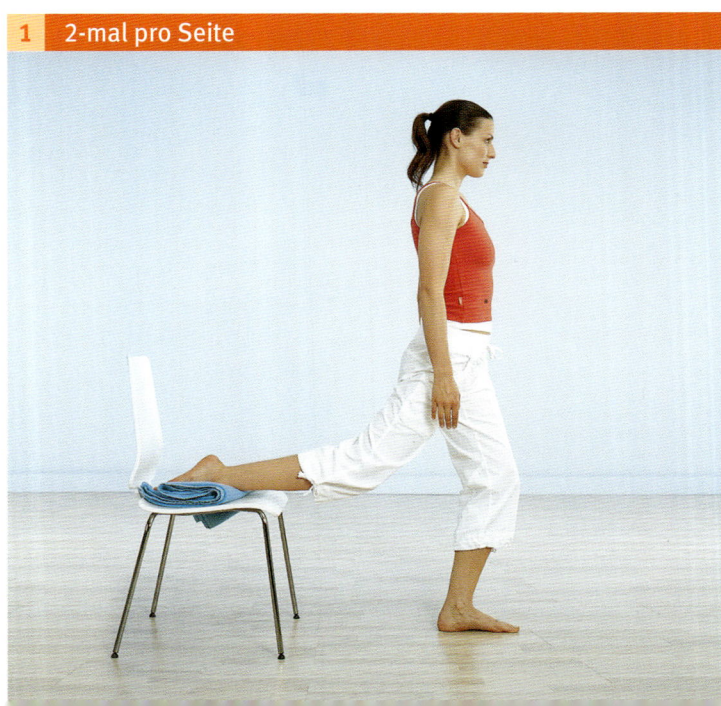

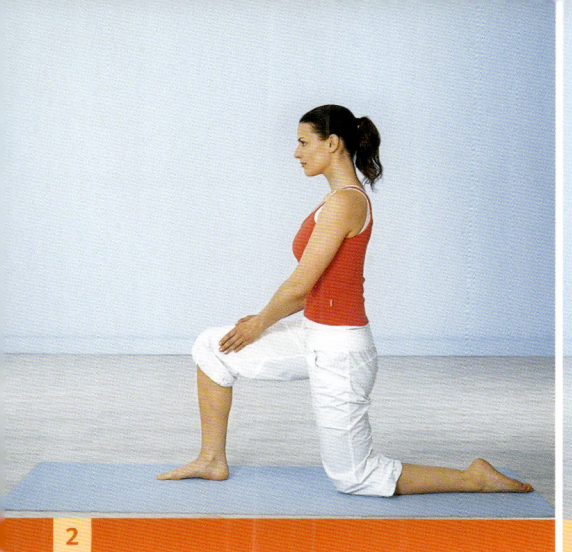

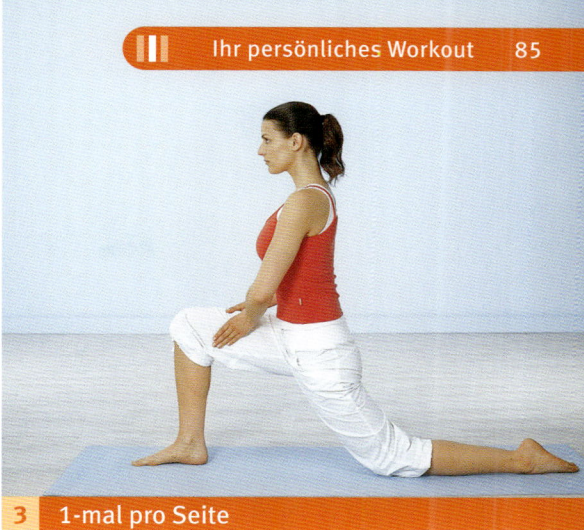

2

3   1-mal pro Seite

Mittelschwere Übung

> Knien Sie sich auf den Boden, am besten auf eine Matte, und halten Sie den Oberkörper aufrecht.

2 > Stellen Sie das rechte Bein so nach vorne auf, dass Ober- und Unterschenkel einen 90-Grad-Winkel bilden. Die Hände liegen auf dem rechten Oberschenkel.

3 > Schieben Sie die Hüfte nach vorn, wobei der Oberkörper weiterhin aufrecht ist. Sie sollten ein leichtes Ziehen in der Vorderseite des linken Oberschenkels spüren. Achten Sie dabei auf eine gerade Körperhaltung.

> Halten Sie die Dehnung 10 bis 15 Sekunden und wechseln Sie anschließend die Seite.

Übung für Fortgeschrittene

> Stellen Sie sich aufrecht hin, die Beine sind leicht gebeugt, und die Arme hängen locker neben dem Körper.

4 > Winkeln Sie das linke Bein an, umfassen Sie mit der linken Hand den Fuß und ziehen Sie ihn langsam zum Po. Die Knie berühren einander, Bauch und Po sind fest angespannt, und der Rücken ist gerade.

> Halten Sie die Dehnung 10 bis 15 Sekunden, dann Seitenwechsel und das andere Bein dehnen.

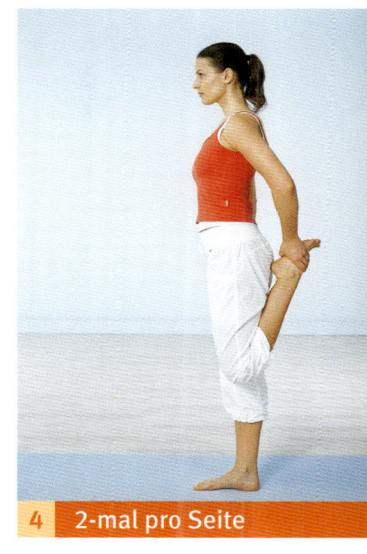

4   2-mal pro Seite

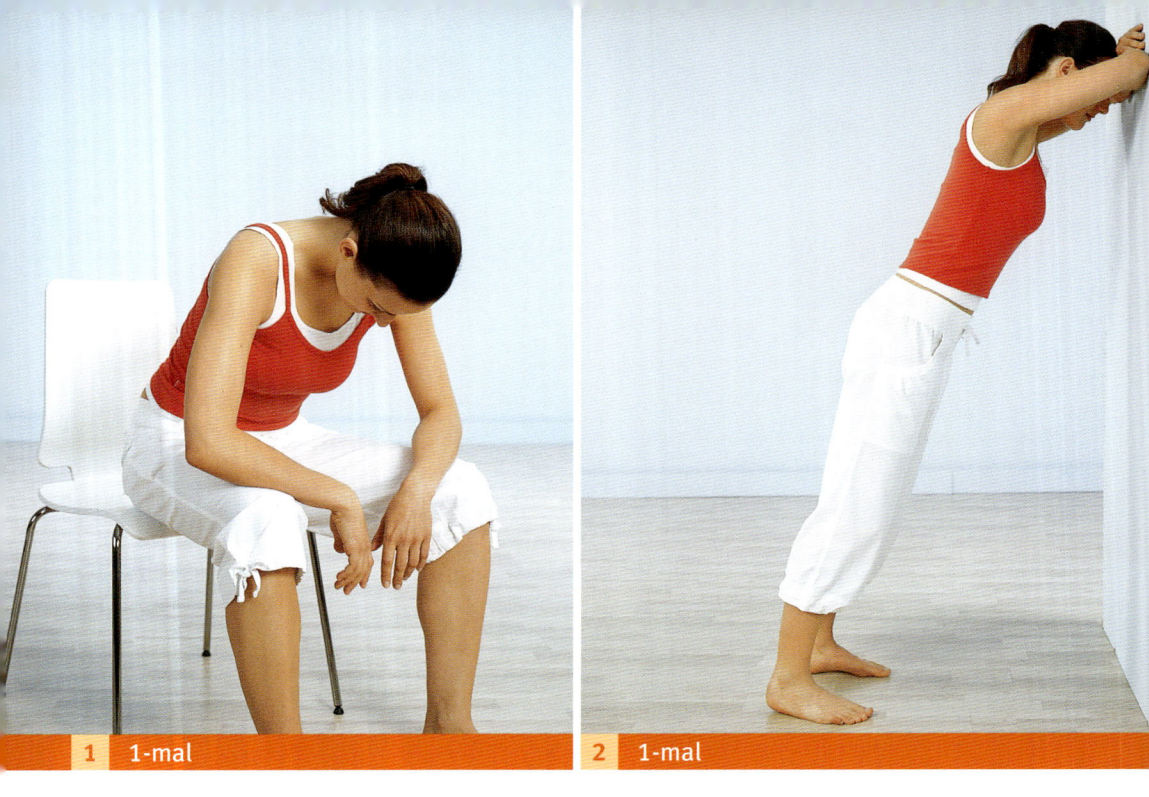

1 | 1-mal   2 | 1-mal

Übung 14: Denker

Mit dem Denker sorgen Sie für Entspannung. Übungen zur Entspannung fördern nicht nur die mentale Leistungsfähigkeit. Auch die Muskulatur profitiert erheblich davon, da sie mit Energie versorgt wird und sich regenerieren kann. Wählen Sie je nach Situation Übung A, B oder C.

Übung A

› Setzen Sie sich auf einen Stuhl, die Füße stehen schulterbreit auseinander, die Arme hängen locker neben dem Körper.

1 › Legen Sie die Unterarme auf den Oberschenkeln ab. Die Hände hängen zwischen den Beinen nach unten. Richten Sie den Blick zum Boden. Atmen Sie dabei tief ein und aus und entspannen Sie sich. Atmen Sie bewusst in den Bauch.

› Bleiben Sie 20 bis 30 Sekunden in dieser Position und richten Sie sich dann wieder auf.

Übung B

> Stellen Sie sich mit schulterbreit geöffneten Beinen etwa einen Meter von einer Wand entfernt auf. Lassen Sie sich mit dem Oberkörper Richtung Wand »fallen«.

2 > Stützen Sie die Unterarme oberhalb der Schultern gegen die Wand. Der Kopf ruht auf den Händen. Atmen Sie tief ein und aus.

> Halten Sie die Position 20 bis 30 Sekunden lang.

Übung C

> Setzen Sie sich aufrecht in Ausgangsposition auf einen Stuhl.

3 > Führen Sie nun den Kopf nach vorn zwischen die Knie. Legen Sie den Oberkörper auf den Schenkeln ab und machen Sie den Rücken rund. Die Arme hängen seitlich neben den Beinen, wobei die Handrücken zum Boden zeigen oder dort aufliegen. Atmen Sie tief ein und aus und entspannen Sie sich.

> Halten Sie die Position 20 bis 30 Sekunden lang.

3 3-mal

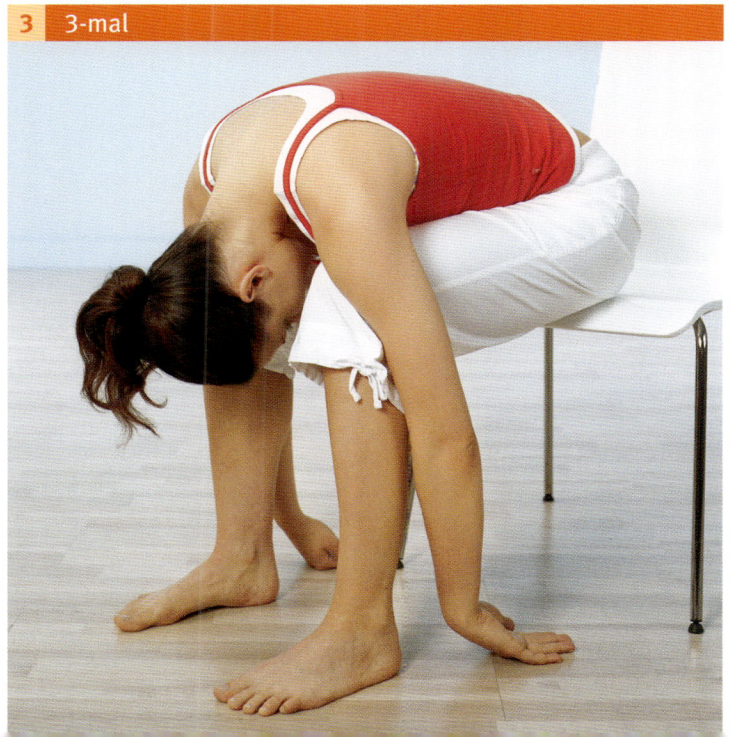

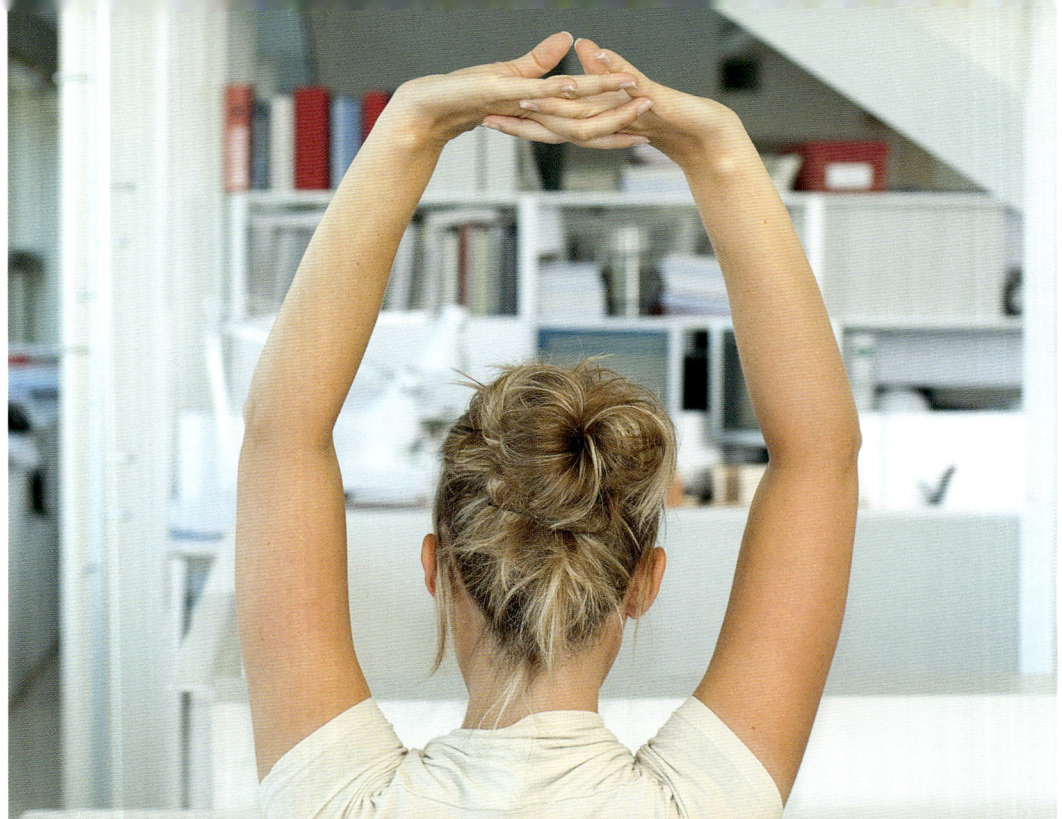

Alltagsprogramme
für einen fitten Rücken

Haben Sie schon einmal eine Katze beim Aufwachen beobachtet? Sie reckt und streckt sich und bewegt ihren Körper ordentlich durch. Und kurz darauf springt sie schon geschmeidig von ihrem Platz. Machen Sie es der Katze nach!

In diesem Kapitel haben wir für Sie alltagstaugliche Programme mit unterschiedlichen Zielsetzungen und Anforderungen zusammengestellt. Suchen Sie sich das Programm aus, das Ihren Bedürfnissen entspricht. Und wechseln Sie von Zeit zu Zeit ab.

Die richtige Belastung

Ab Seite 60 haben Sie 14 Übungen kennengelernt, die verschiedene Körperzonen trainieren. Sie konnten jeweils zwischen drei Schwierigkeitsgraden wählen. Die folgenden Alltagsprogramme basieren auf dem leichtesten Level. Damit sollten Sie auch beginnen. Erst wenn Sie alle Übungen des jeweiligen Programms problemlos schaffen, wechseln Sie zum nächsthöheren Level. Tauschen Sie nicht nur eine einzelne Übung aus, sondern immer den ganzen Satz, und behalten Sie die vorgegebene Reihenfolge bei.

Grundregeln

> Trainieren Sie regelmäßig und tragen Sie Ihr Programm fest in Ihren Terminkalender ein. Direkt nach dem Aufstehen oder abends vor den Nachrichten wäre ein idealer Zeitpunkt.
> Einzelne Übungen können Sie auch gut in den Tagesablauf einbauen, etwa in der Mittagspause am Arbeitsplatz.
> Auf keinen Fall sollten Sie sich überfordern. Das tut Ihrem Körper nicht gut und führt obendrein zu Frust.
> Gönnen Sie Ihrem Körper regelmäßige Ruhephasen (Tabelle Seite 47). Nur dehnen und entspannen sollten Sie täglich.
> Machen Sie jede Übung langsam und kontrolliert. Wärmen Sie sich vorher drei bis fünf Minuten lang auf, etwa indem Sie langsam auf der Stelle gehen oder im Treppenhaus einige Etagen auf und ab steigen.
> Die Übungen dürfen auf keinen Fall schmerzen. Nur in der Muskulatur dürfen Sie ein leichtes Brennen spüren.
> Denken Sie ans regelmäßige Atmen!
> Steigern Sie die Belastung je nach Trainingsfortschritt ganz langsam. Sie sollten die leichte Variante sicher beherrschen, bevor Sie zur mittelschweren Übung wechseln.

EIN PAAR MINUTEN

Die Alltagsprogramme sind kurz, aber sehr effektiv. Nehmen Sie sich ein paar Minuten Zeit dafür. Zu jeder Übung finden Sie den Namen, eine oder zwei Abbildungen und die Seitenzahl, damit Sie sie jederzeit nachschlagen können.

GU-ERFOLGSTIPP

WEG MIT DEM GLIMMSTÄNGEL!

Rauchen ist schädlich, das weiß »jedes Kind«. Aber wussten Sie auch, dass Rauchen dem Rücken schadet? Durch das Nikotin verengen sich die Blutgefäße. Ungünstig ist dies besonders dort, wo die Adern fein und dünn sind, zum Beispiel in den Nervenhüllen des Rückens, in der Außenhaut der Bandscheibe und auch in den knöchernen Strukturen der Wirbelsäule. Studien zeigen, dass nach Bandscheibenoperationen Raucher eine viel längere Genesungszeit benötigen als Nichtraucher. Denn die für die Heilung notwendige Durchblutung und die Zufuhr von Nährstoffen werden durch das Rauchen behindert.

Das Rundum-sorglos-Paket

Träumen Sie nicht auch von einem Körper, der gestählt und top-fit ist? Dem Sie auch einmal eine Last aufbürden können, ohne dass er gleich Probleme bereitet? Dazu könnte Ihnen das Rundum-sorglos-Paket verhelfen. Dieses Programm ist eine optimale

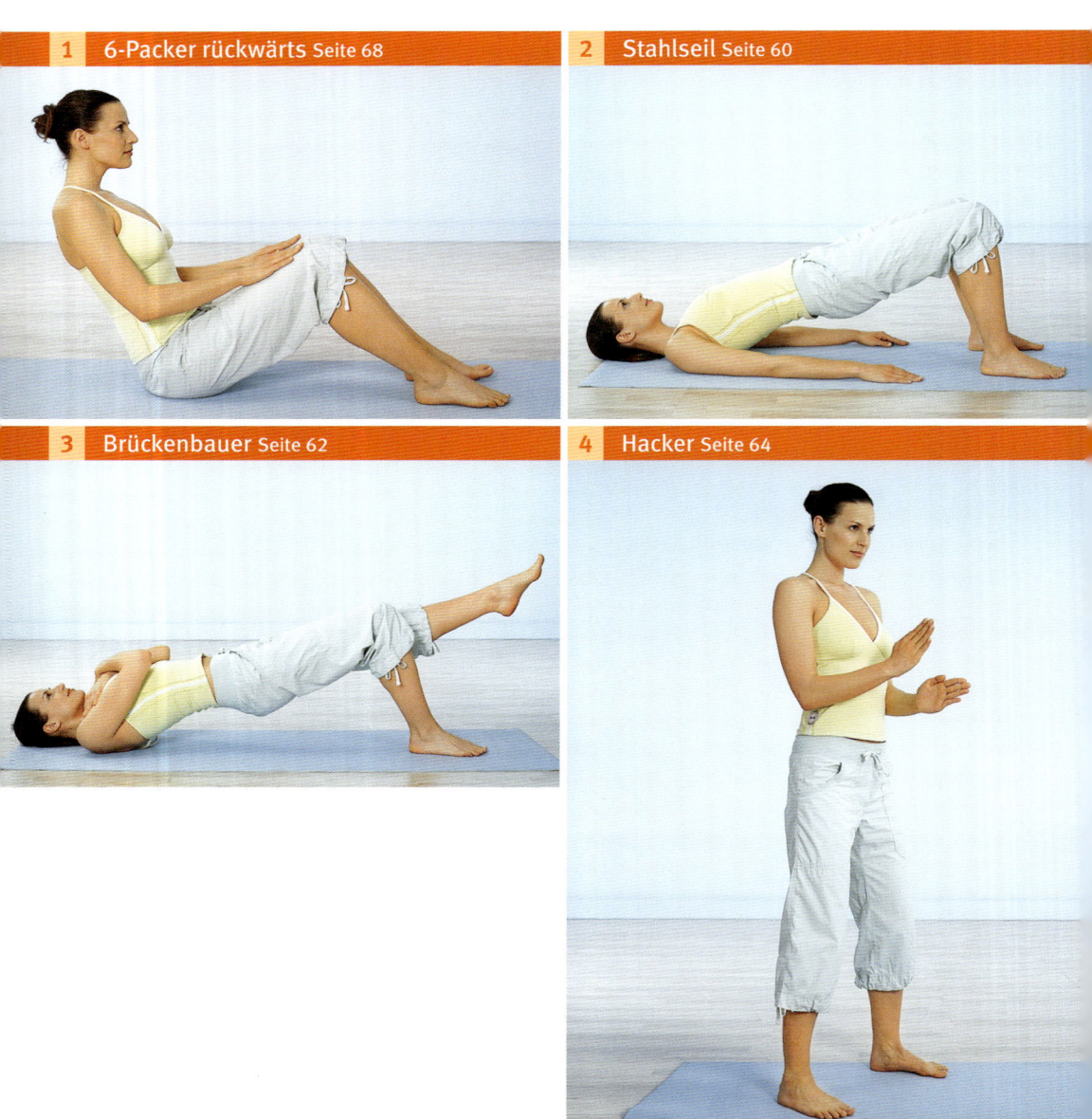

| 1 | 6-Packer rückwärts Seite 68 | 2 | Stahlseil Seite 60 |
| 3 | Brückenbauer Seite 62 | 4 | Hacker Seite 64 |

Pflege Ihrer Wirbelsäule. Mit den acht Übungen lotsen Sie Ihren Rücken gefahrenfrei durch alle Belastungen des Alltags. Die wenigen Minuten, die Sie investieren müssen, lohnen sich. Das werden Sie sehr bald mit Freude zur Kenntnis nehmen!

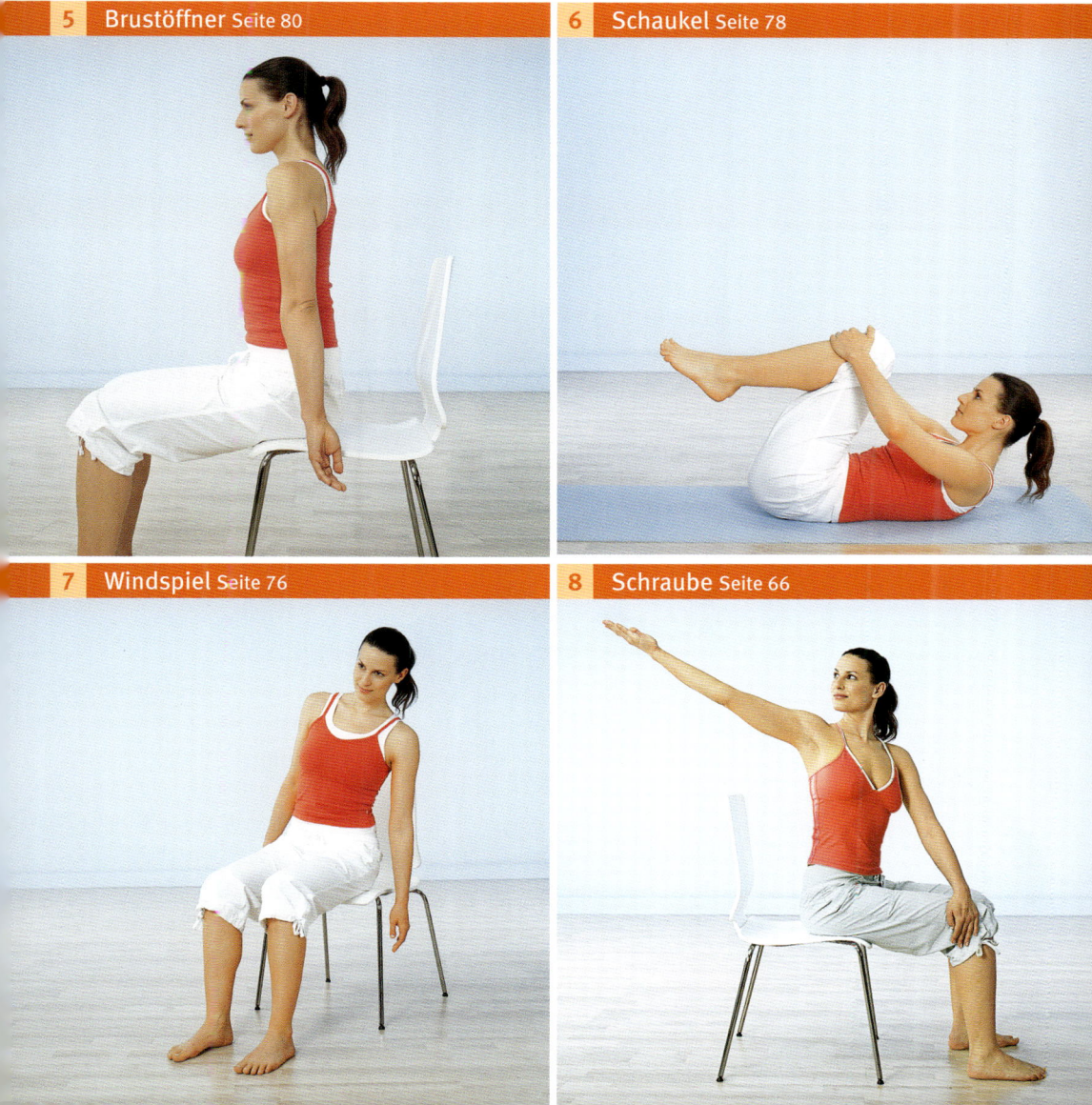

5 Brustöffner Seite 80

6 Schaukel Seite 78

7 Windspiel Seite 76

8 Schraube Seite 66

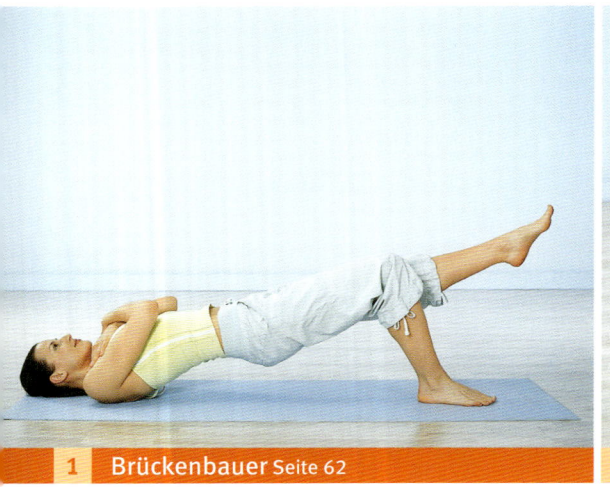

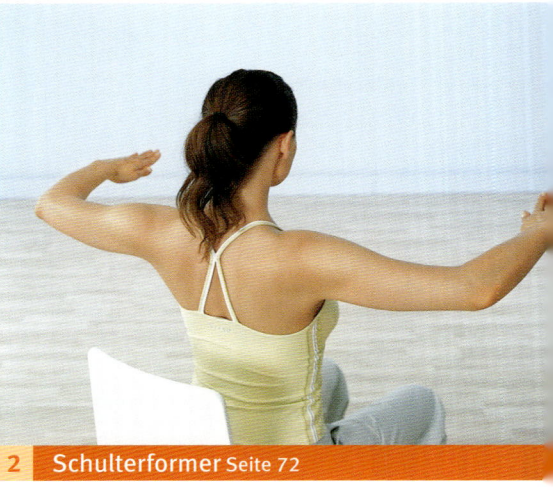

1 Brückenbauer Seite 62

2 Schulterformer Seite 72

Das Anti-Stress-Programm

Das war wieder mal ein Tag! Eine fürchterliche Besprechung, kaum einzuhaltende Terminvorgaben, der Chef besonders schlecht gelaunt. Da kommt auch der Rücken nicht ungeschoren davon. Die Wirbelsäule ist heute sehr empfänglich (und empfindlich), und erst die Muskeln ... Geben Sie dem Stress keine Chance! Nutzen Sie kleinste Pausen und entspannen Sie. Das Anti-Stress-Programm lässt sich gut mit einer Atemübung (Seite 108) ergänzen. Richtiges und tiefes Atmen hilft entspannen. Also los!

Entspannen und neue Energie tanken

Das Anti-Stress-Programm regt den Stoffwechsel der Muskeln und des umliegenden Gewebes an, fördert die Durchblutung und sorgt dadurch dafür, dass Abfallprodukte abtransportiert und »frische« Nährstoffe zu den Muskeln gebracht werden. Dadurch verbessert sich die Versorgung der Muskeln, mehr Sauerstoff kann in die Zellen strömen. Das ist die beste Voraussetzung dafür, dass sich Muskeln entspannen können. Entspannt und voll neuer Energie – so kann sich jede einzelne Muskelfaser mit den dazugehörigen Nerven und motorischen Einheiten auf jede Situation einstellen.

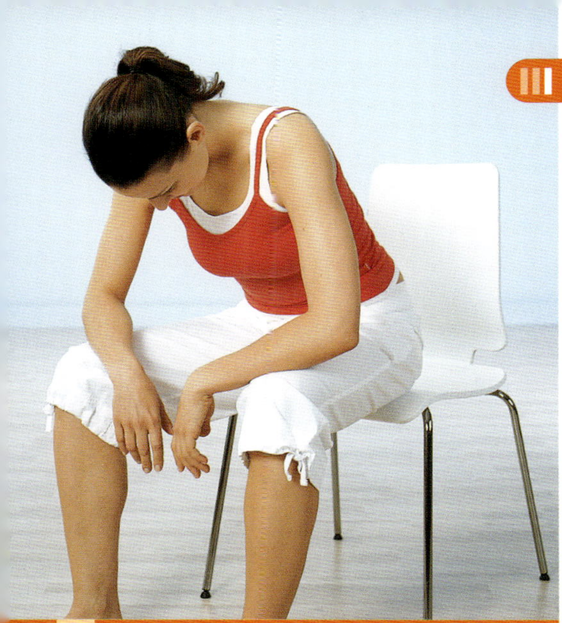

3 Denker Seite 86

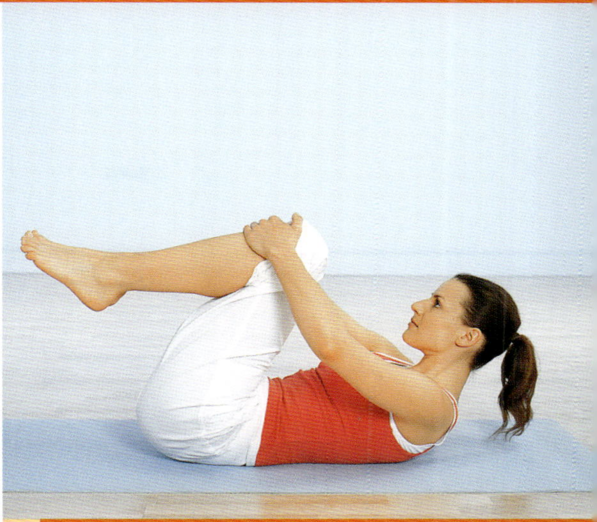

4 Schaukel Seite 78

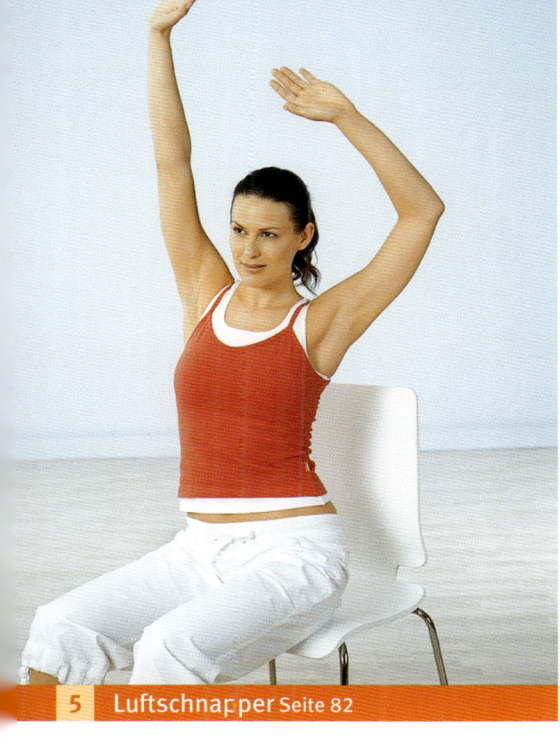

5 Luftschnapper Seite 82

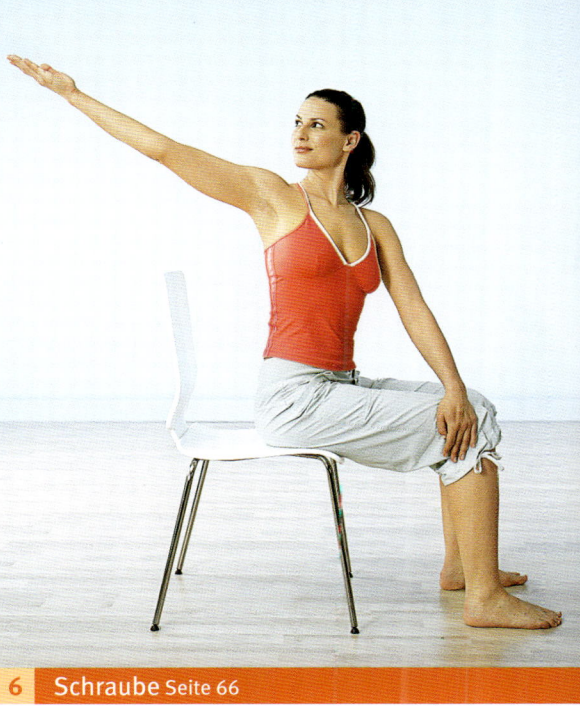

6 Schraube Seite 66

Die Sparflamme

Ausreden? Gibt's keine, denn hier kommt die Lösung: Die Sparflamme richtet sich an alle Minimalisten. Das Programm dauert maximal fünf Minuten. Schminken dauert erheblich länger, Kaffeekochen auch. Also ran! Und zwar gleich morgens im Bett vor dem Aufstehen. Das Programm ist als Frischmacher sicher nicht schlechter als eine Dusche, denn diese vier Übungen haben einen riesigen Effekt. Und sie machen Lust auf mehr!

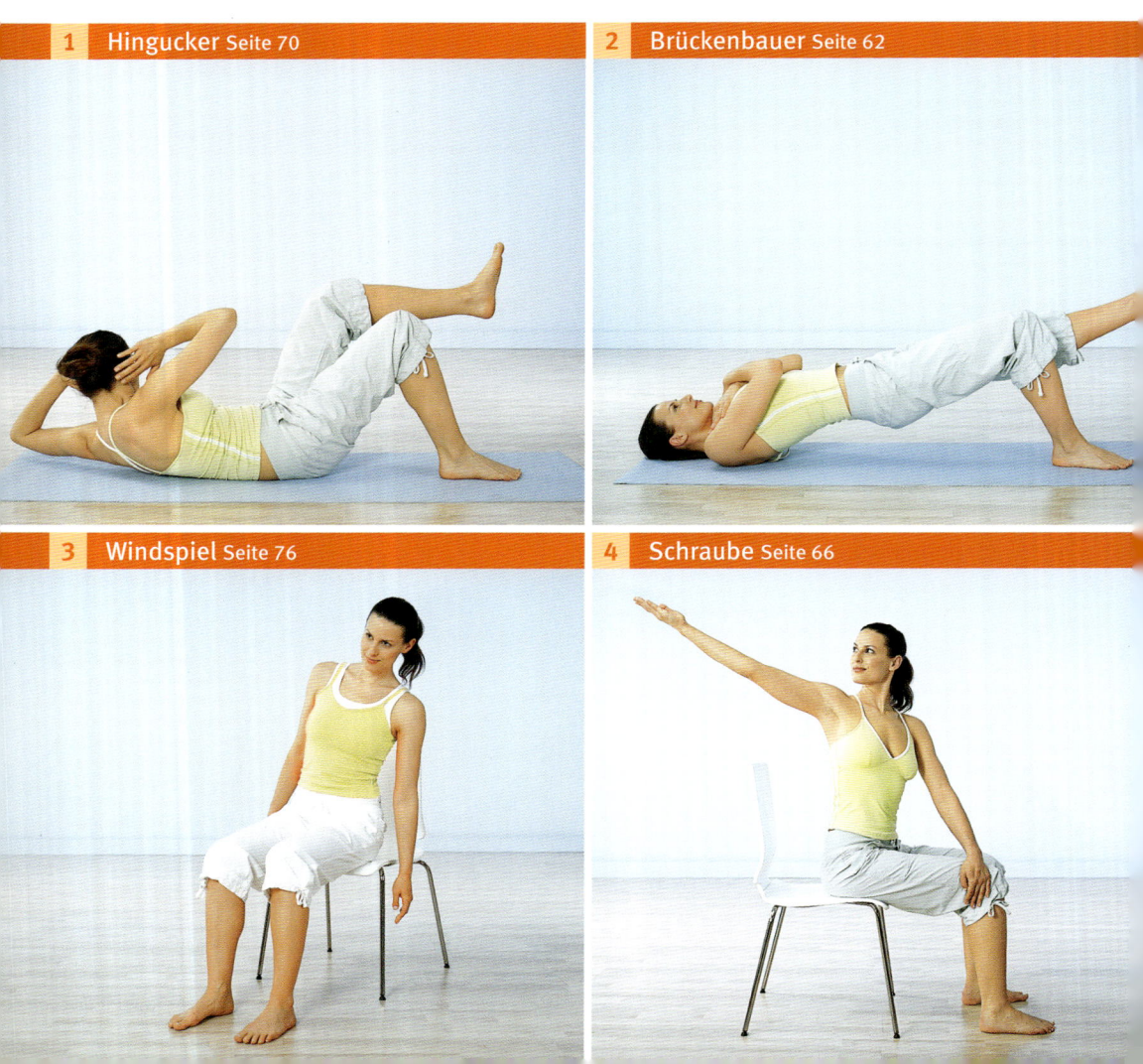

1 Hingucker Seite 70

2 Brückenbauer Seite 62

3 Windspiel Seite 76

4 Schraube Seite 66

Das Autofahrer-Programm

Eine Stunde Auto fahren, und die Wirbelsäule »liegt im Koma«. Wecken Sie sie wieder auf, indem Sie sich mindestens alle zwei Stunden eine kurze Pause gönnen. An Rastplätzen sollten Sie nicht nur tanken oder essen, sondern Sie sollten sich auch bewegen. Das sieht blöd aus? Macht nichts! Was kümmern Sie die anderen. Sie bekommen auf jeden Fall keine Rückenschmerzen und sind taufrisch. Und die anderen …

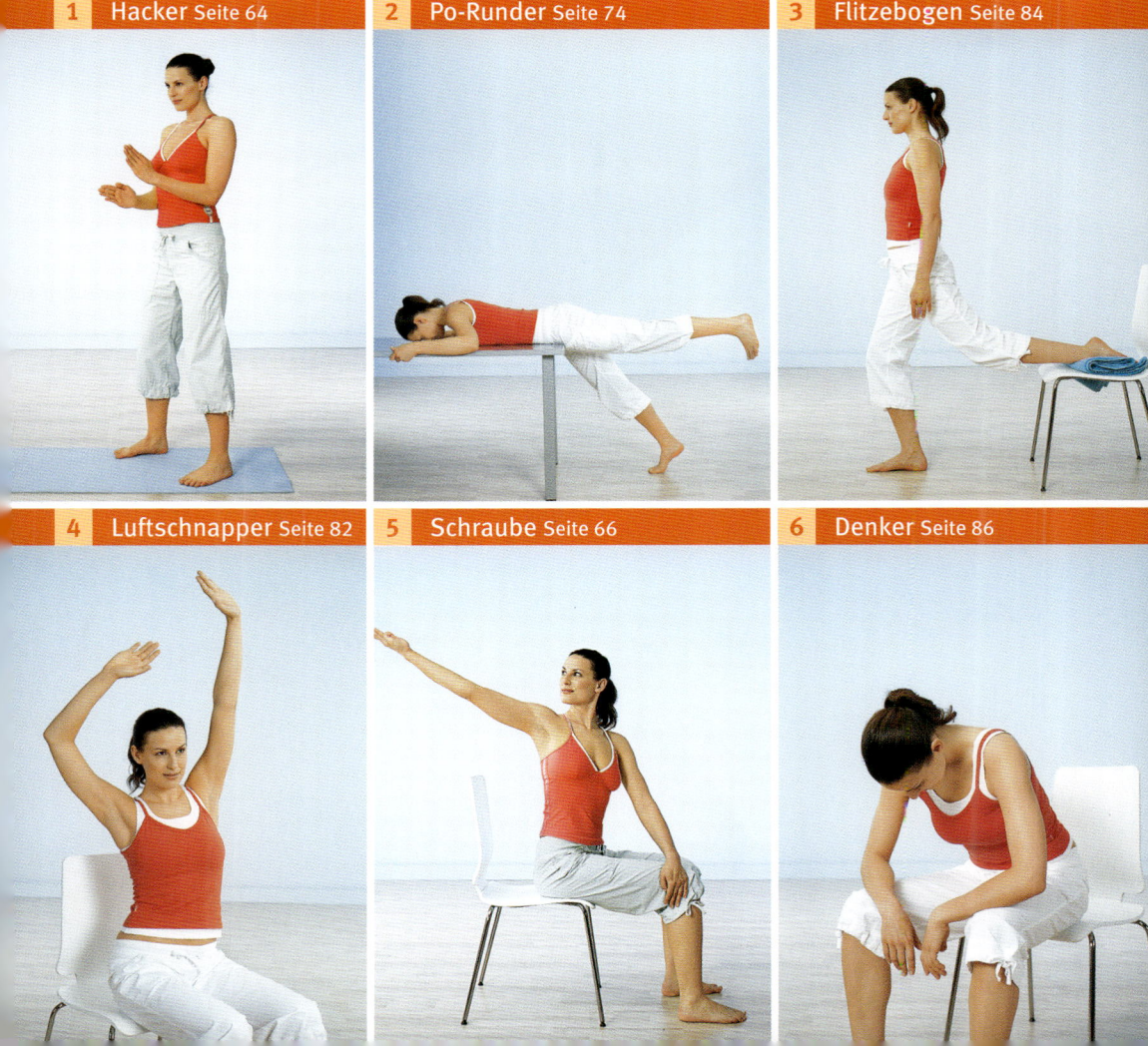

1   Hacker Seite 64

2   Po-Runder Seite 74

3   Flitzebogen Seite 84

4   Luftschnapper Seite 82

5   Schraube Seite 66

6   Denker Seite 86

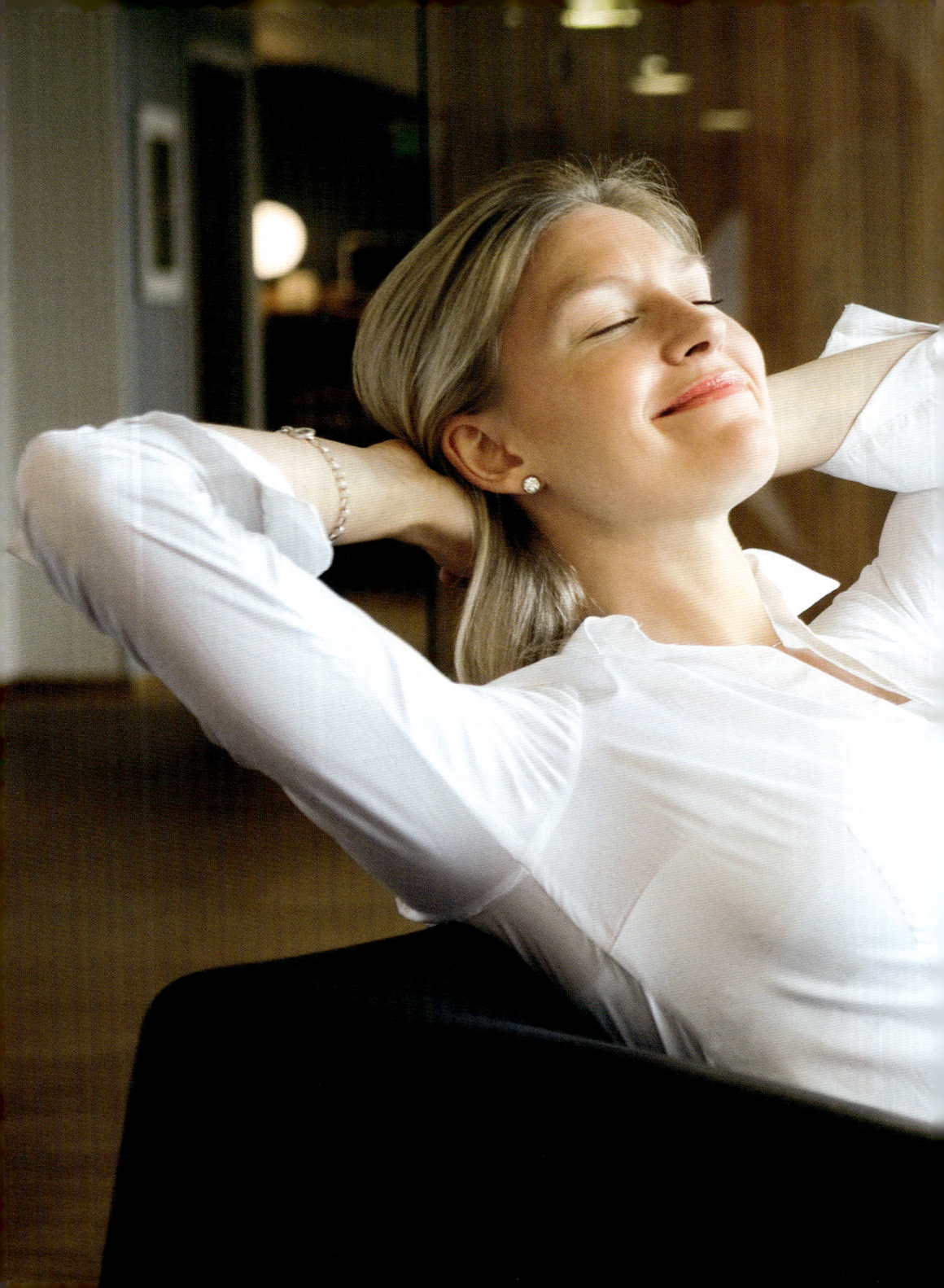

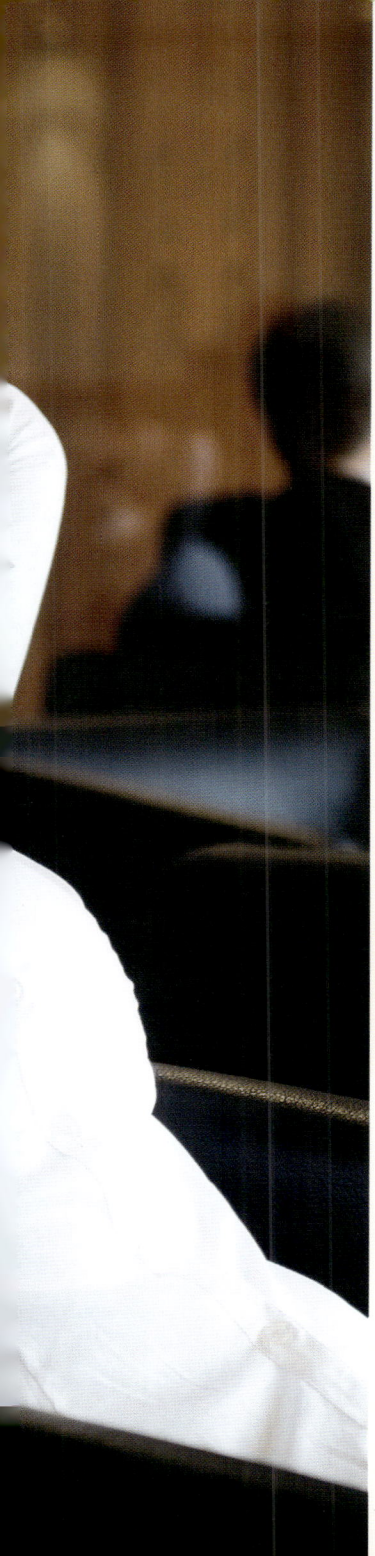

RÜCKENFREUND-LICHE STRATEGIEN FÜR DEN ALLTAG

Ein Rücken bleibt nur dann gesund, wenn sich Be- und Entlastung die Waage halten. Deshalb geht es in diesem Kapitel um Entlastung. Sie dürfen sich entspannen, aber bitte aktiv!

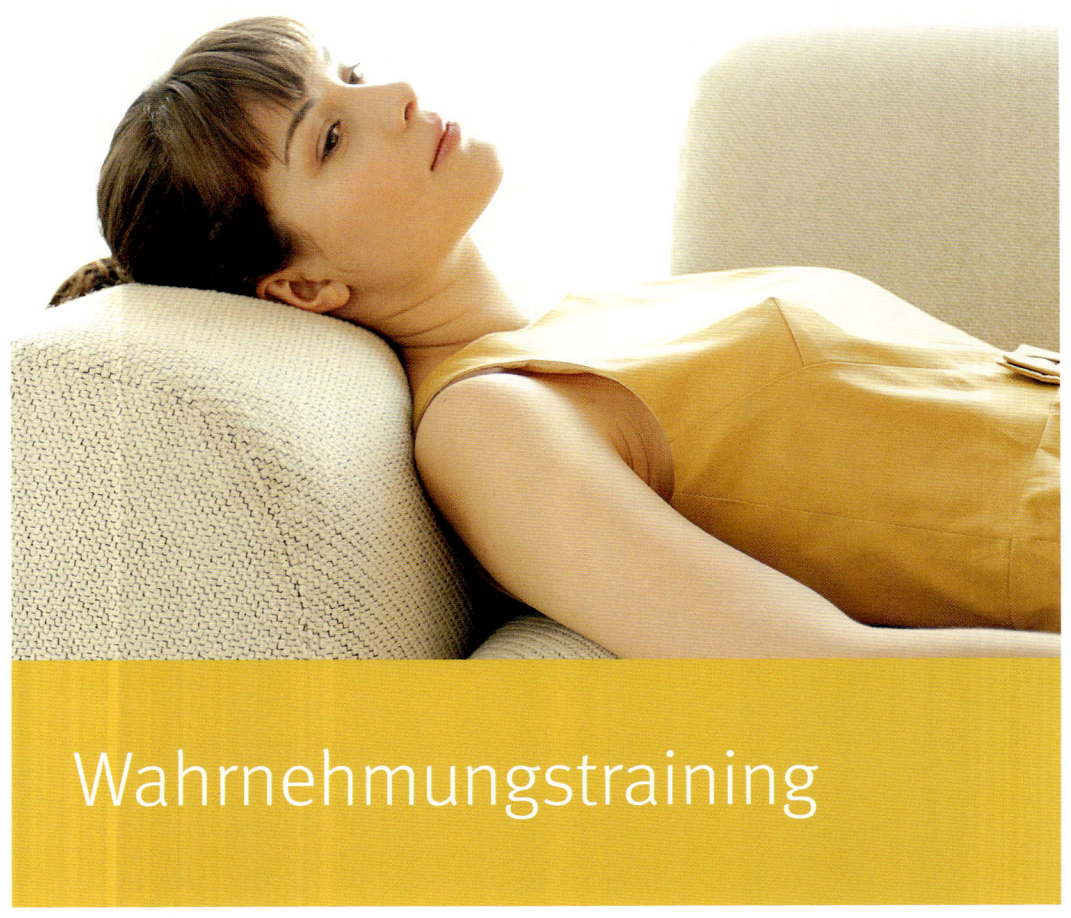

Wahrnehmungstraining

Die Sensibilität für den Rücken und seine Reaktionen ist den meisten Menschen abhanden gekommen. Zum Glück lässt sich die Fähigkeit, »nach rückwärts« in sich hineinzuhorchen, wieder erlernen. In diesem Kapitel erfahren Sie, wie Sie die Wahrnehmung für Ihren Rücken trainieren können. Augen, Ohren und Nase spielen dabei keine Rolle. Vielmehr rückt die Körperhaltung in den Mittelpunkt und die Frage, wie man sie optimieren kann. Machen Sie eine Reise ins Innere Ihres Körpers – Ihrem Rücken zuliebe.

Werden Sie sich Ihrer Haltung bewusst

Wer glücklich und zufrieden ist, geht aufrecht und wirkt dadurch größer. Trauer und Kummer hingegen drücken wie eine schwere Last auf die Schultern. Ein trauriger Mensch geht meistens gebückt. Dies ändert sich umgehend, sobald sich die negative Stimmung wieder bessert.

Doch es gibt auch Körperhaltungen, die nicht Ausdruck von gegenwärtigen Emotionen sind, sondern sich schleichend im Alltag entwickeln. Dazu gehört das falsche Sitzen am Schreibtisch oder vorm Computer. In den meisten Fällen ist eine schwache oder verspannte Muskulatur für die schlechte Körperhaltung verantwortlich, die vielerlei Rückenbeschwerden zur Folge hat. Vielleicht ist das auch bei Ihnen der Fall. Dann sollten Sie das Bewusstsein für Ihre Körperhaltung schärfen. Lernen Sie auf den nächsten Seiten gleich ein paar einfache Möglichkeiten kennen, um Ihre Haltung wirkungsvoll zu verbessern – oft der erste Schritt zu einem gesunden Rücken. Kontrollieren Sie sich im Alltag immer wieder. Besonders wichtig ist neben einer entspannten Muskulatur die Symmetrie der Statik. Seitliche Unterschiede und Abweichungen sind Warnsignale, die Sie dringend beachten sollten.

Symmetrie entlastet

Mehr als 80 Prozent der Menschen sind nicht symmetrisch gebaut. Sie alle sind dadurch einem größeren Risiko für Rückenbeschwerden ausgesetzt.

Der folgende Zwei-Waagen-Test sagt Ihnen, ob Sie gefährdet sind. Und Sie erfahren, ob Sie beide Beine gleich stark belasten.

Zwei-Waagen-Test

> Stellen Sie zwei Waagen direkt nebeneinander. Gehen Sie mit jeweils einem Fuß in die Mitte einer Waage.
> Kontrollieren Sie das jeweilige Gewicht. Die Ergebnisse sollten nahezu identisch sein. Eine Differenz von mehr als einem Kilogramm bedeutet, dass Sie Ihr Körpergewicht nicht richtig auf beide Beine verteilen. Dadurch beanspruchen Sie Ihren Rücken einseitig. Das sollten Sie dringend ändern.

GU-ERFOLGSTIPP

KEINE GEKREUZTEN BEINE

Schlagen Sie beim Sitzen die Beine möglichst nicht übereinander. Auf Dauer kann sich dadurch ein Schiefstand des Beckens entwickeln. Das verändert die gesamte Statik der Wirbelsäule. Auch wird die Durchblutung im Hüft- und Beckenbereich durch gekreuzte Beine stark behindert, da speziell der Rückfluss des Blutes durch die »gequetschten« Venen beeinträchtigt ist.

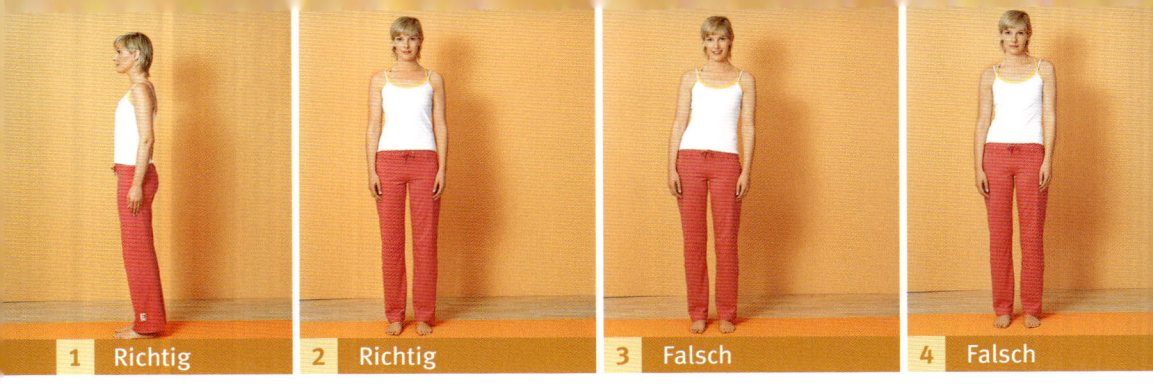

| 1 Richtig | 2 Richtig | 3 Falsch | 4 Falsch |

Der Blick in den Spiegel verrät es

Stellen Sie sich – möglichst nackt – vor einen großen Spiegel. Betrachten Sie sich von unten nach oben:

> Tragen beide Beine gleich viel Körpergewicht?
> Liegen die Hände auf gleicher Höhe am Körper?
> Sind beide Beckenknochen gleich hoch?
> Sind beide Schultern gleich hoch?
> Steht der Kopf genau in der Mitte?

Wenn Sie alle Fragen mit »Ja« beantwortet haben, dann stehen Sie gerade und richtig (Abbildungen 1 und 2). Sollten Sie aber eine Fehlhaltung bemerkt haben (Abbildungen 3 und 4), müssen Sie diese korrigieren. Machen Sie sich groß! Sie sind sich Ihres Körpers bewusst, und das darf jeder sehen.

Spüren Sie Ihren Bewegungen nach

Jetzt wird es etwas schwieriger. Denn Bewegungen lassen Eindrücke oder Empfindungen »verschwinden«. Durch Veränderungen der Muskelspannung und der Stellung der Gelenke während der Bewegung erhalten wir ständig neue Informationen aus dem Körper. Diese immer wieder neuen Informationen erschweren es, die Wahrnehmung und das Bewusstsein auf einen Punkt zu konzentrieren. Aber auch das ist zu erlernen. Durch Training wird es Ihnen bald möglich sein, die Signale Ihres Rückens nicht nur in Ruhephasen zu verstehen, sondern auch in jenen Situationen, in denen der Rücken aktiv ist, zum Beispiel beim Anheben von Gegenständen, beim Tragen von Lasten und selbst beim Sport.

Mit den nun folgenden kleinen Aufgaben lernen Sie Ihren Rücken in Bewegung am schnellsten kennen.

Zahnrad

Mit dieser Übung erspüren Sie Ihre Körpermitte.

> › Setzen Sie sich aufrecht auf einen Stuhl. Stützen Sie Ihre
>   Hände rechts und links an der Taille auf dem Becken ab.

5 › Kippen Sie das Becken nach vorn und richten es wieder auf.

6 › Dann kippen Sie es nach hinten und richten es wieder auf.

Spüren Sie die Sitzbeinhöcker, auf denen Sie vor- und zurückrollen?
Suchen Sie im Alltag immer die Mittelstellung des Beckens. Noch deut-
licher spüren Sie die Bewegung des Beckens, wenn Sie jeweils eine
Hand flach auf den Bauch und die andere auf den Rücken legen.

Stock verschluckt

Dass Rücken- und Bauchmuskulatur einander ergänzen, macht die folgende Übung deutlich.

> › Setzen Sie sich aufrecht hin. Machen Sie den Oberkörper starr,
>   als hätten Sie einen Stock verschluckt.

7 › Neigen Sie Ihren Oberkörper nun leicht nach vorn.

8 › Neigen Sie nun Ihren Oberkörper etwas nach hinten.

Das sollte nun deutlich geworden sein: Es arbeiten jeweils andere
Muskeln. Beugen Sie sich nach vorn, spannt sich die Rückenmuskulatur an. Beugen Sie sich nach hinten, ist es die Bauchmuskulatur.

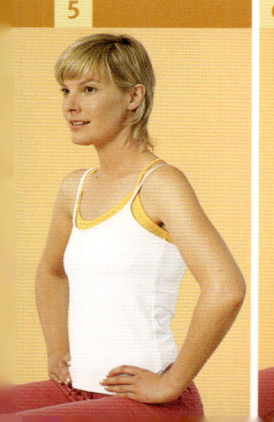
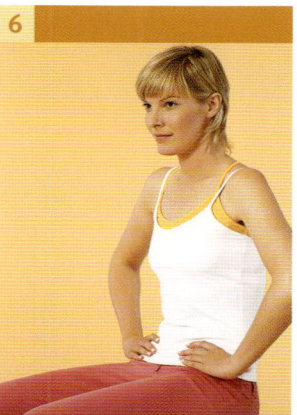
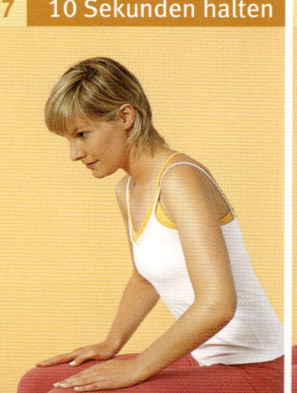
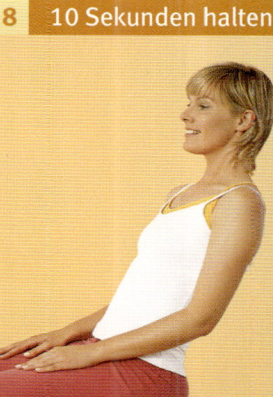

5   6   7 10 Sekunden halten   8 10 Sekunden halten

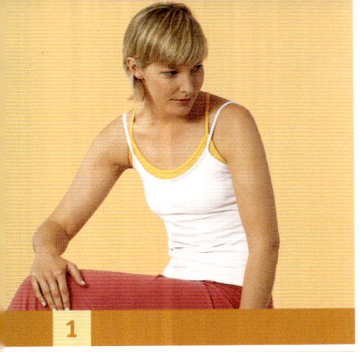

Einparken

Die Einpark-Übung macht Ihnen deutlich, wo und wie die Drehung in der Wirbelsäule stattfindet.

Teil 1:

> › Setzen Sie sich auf einen Stuhl oder einen Hocker und machen Sie den Rücken rund.

1 › Drehen Sie nun den Kopf so weit wie möglich erst nach rechts und anschließend nach links.

Spüren Sie: Wo ist die Grenze? Wo drehen Sie in der Wirbelsäule? Wo ist die Muskelspannung am größten?

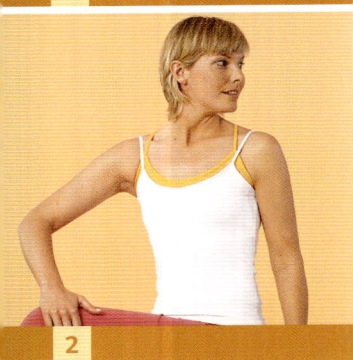

Teil 2:

> › Setzen Sie sich jetzt aufrecht hin.

2 › Machen Sie sich in der Brustregion richtig breit. Dann drehen Sie den Kopf wieder so weit wie möglich erst nach rechts und anschließend nach links.

Was hat sich geändert? Wie viel vom Raum können Sie jetzt sehen?

Sitzen Sie zusammengesunken und rund, dann sind die Drehbewegungen eingeschränkt. Da eine Rotation vor allem in der Brustwirbelsäule stattfindet, funktioniert sie nur dann richtig, wenn Sie die Brustwirbelsäule auch ordentlich aufrichten. Versuchen Sie die Übung alternativ auch einmal im Stehen.

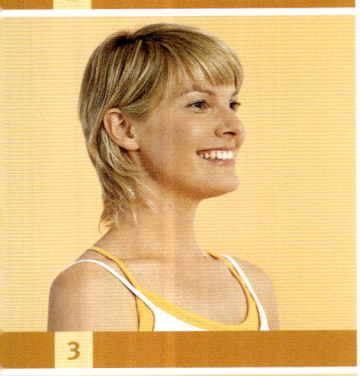

Specht

Stellen Sie sich vor, Sie seien ein Specht und wollten mit dem Schnabel ein Loch in einen Baum hämmern.

> › Setzen Sie sich dazu kerzengerade hin und strecken Sie Ihre Halswirbelsäule möglichst lang.

3 › Schieben Sie Ihren Kopf nach hinten und schauen Sie geradeaus. So, als wollten Sie wie ein Specht zum Schlag ausholen.

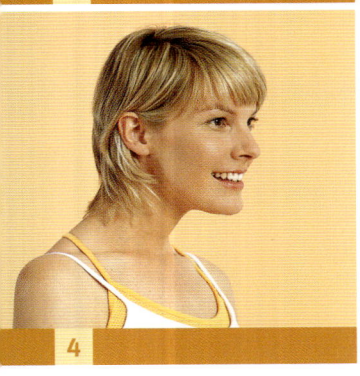

Welche Muskeln spannen Sie an?

4 › Schieben Sie dann den Kopf so weit es geht nach vorn.

Welche Muskeln sind jetzt gespannt?

Und das sollten Sie wahrnehmen: Bei der Bewegung »Kopf zurück« sollten Sie eine Anspannung im unteren Bereich der Halsmuskulatur spüren. Eventuell hat sich sogar die Nackenmuskulatur angespannt. Schieben Sie den Kopf nach vorn, dann spüren Sie die Anspannung der Muskulatur viel weiter oben am Kopf.

Morgentau an den Füßen

Jeder Rücken wünscht sich, dass sein Besitzer barfuß läuft. Denn unbeengt und ohne Schuhe funktioniert der Informationsfluss wie geschmiert, und auch die Muskeln können vernünftig agieren.

Natürlich müssen wir im Alltag Schuhe tragen. Aber wie wäre es, wenn Sie zu Hause öfter barfuß gehen? Oder einmal im Winter vor die Tür treten und Schnee an den frierenden Füßen spüren? Oder den Morgentau des Rasens im Frühjahr? Ein wahrhaft sinnliches Erlebnis – nicht nur für die Füße. Es kräftigt die Fußmuskeln, und die Rezeptoren werden wieder mehr beansprucht. Der gesamte Körper, besonders aber der Rücken, profitiert davon. Stellen Sie einfach von Zeit zu Zeit die Hausschlappen in die Ecke! Spaß machen auch folgende Übungen:

› Falten Sie doch einmal mit den Füßen eine Zeitung auseinander beziehungsweise zusammen, oder blättern Sie die Zeitung vor und wieder zurück. Gar nicht so einfach, oder?

› Füllen Sie eine große Schale oder einen Eimer mit Maiskörnern oder Erbsen, Sand oder feinem Kies. Stellen Sie einen Fuß hinein und bewegen Sie ihn so kräftig, dass Zehen, Fußsohle und Fußrücken durchgeknetet werden. Dann den anderen Fuß hineinstellen. Und wenn das Gefäß groß genug ist, beide Füße gleichzeitig. Das tut richtig gut.

› Legen Sie einen kleinen Ball (Tennis- oder Igelball) auf den Boden, stellen Sie einen Fuß darauf und rollen Sie mit ihm zur Seite, vorwärts, rückwärts und auch diagonal. Dann ist der andere Fuß an der Reihe.

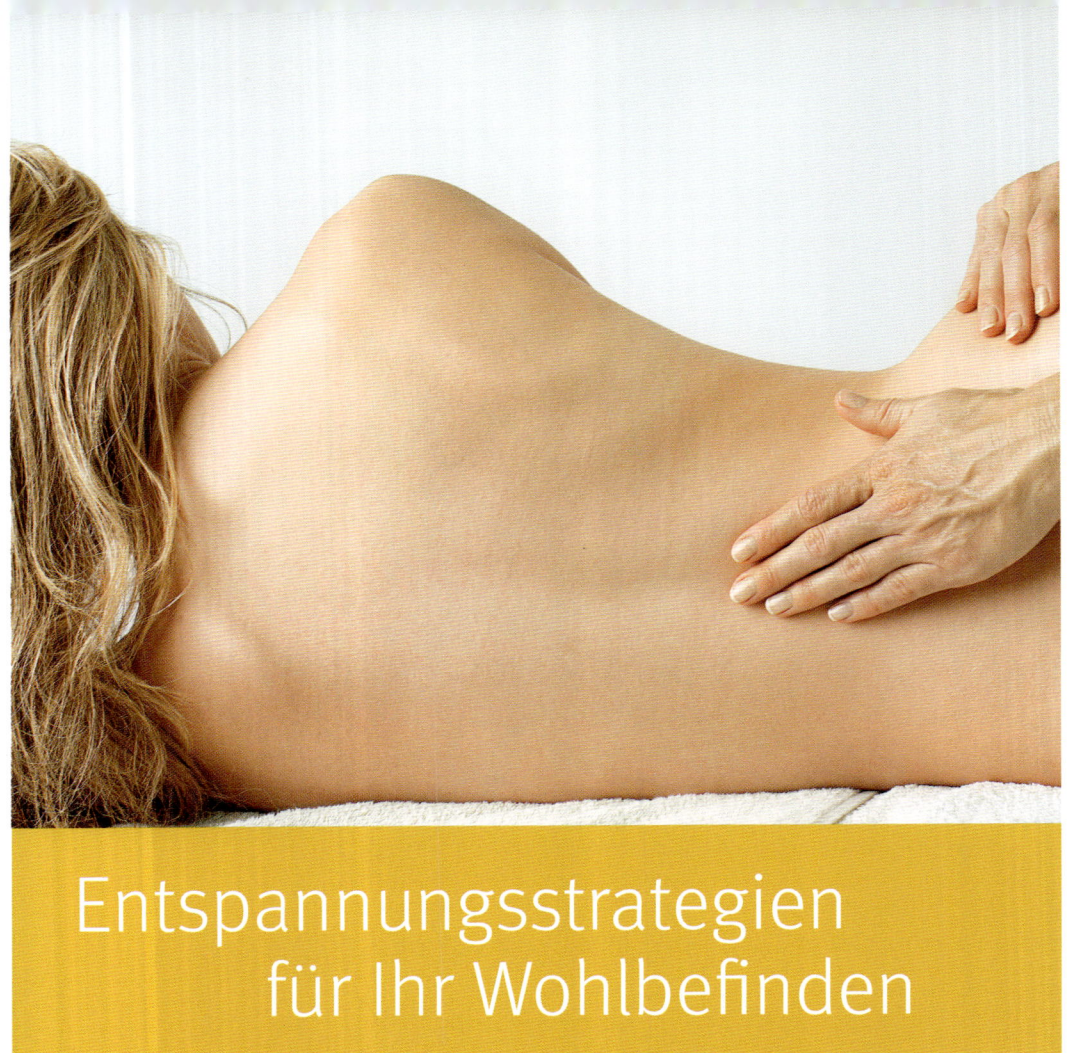

Entspannungsstrategien für Ihr Wohlbefinden

Wann waren Sie zuletzt wütend oder gar verzweifelt, weil etwas nicht so klappte, wie Sie es gedacht haben? Da fühlten Sie sich vermutlich auch körperlich »nicht gut drauf«. Wie Sie in solch einer Situation richtig reagieren, ohne dass Ihr Rücken anhaltenden Schaden davonträgt, erfahren Sie auf den folgenden Seiten. Damit Entspannung funktioniert, brauchen Sie Rituale. Also vertraute Strategien, die Sie in schwierigen Situationen immer wieder anwenden können. Denn Rituale geben Sicherheit und Halt.

60-Sekunden-Rituale für den Rücken

Was sind schon 60 Sekunden? Der Tag hat schließlich 86.400 Sekunden. 60 Sekunden sind also praktisch gar nichts – und doch wiederum Luxus pur: nämlich dann, wenn Sie sie nur für sich nutzen. Machen Sie diese kurze Zeit zu Ihrer Oase für die Entspannung. Frei von jeglichen Gedanken. Machen Sie ein Ritual daraus und bauen Sie es in Ihren Alltag ein. Gönnen Sie sich diese 60 Sekunden, wann immer es Ihnen möglich ist. Aber zumindest dann, wenn Ihr Wohlbefinden danach ruft. 60 Sekunden nach der stressigen Autofahrt ins Büro. 60 Sekunden nach einem anstrengenden Telefonat. 60 Sekunden vor dem wichtigen Termin mit dem Chef. Das macht Sie auf jeden Fall gelassener.

Es ist Ihnen sicher nicht neu, dass zahlreiche kleine Pausen – immer wieder in den Alltag eingestreut – viel effektiver sind als eine einzige große. Machen Sie sie einfach zu einem festen Ritual.

Rituale bringen Sie auf die Entspannungsautobahn

In unserem Gehirn gibt es unzählige Wege und Straßen, die einzelne Nervenzellen miteinander verbinden. Es finden sich dort Trampelpfade und Sackgassen, aber auch Landstraßen, Bundesstraßen und Autobahnen. Milliarden von Nervenzellen werden so verknüpft. Je nach Straße stehen uns die Gedanken und Informationen schneller oder langsamer zur Verfügung. Manchmal kommen auch gar keine an. Wenn Sie aber bestimmte Straßen – Ihre Nervenbahnen nämlich – häufiger nutzen, dann wird aus einer Landstraße bald eine Bundesstraße und aus einer Schnellstraße eine Autobahn. Je öfter Sie etwas Bestimmtes wiederholen, desto breiter werden die Straßen. Das kommt daher, dass die Nervenbahnen mehr und mehr mit Myelin umhüllt und eingepackt werden. Myelin ist die Isolierschicht der Nervenbahnen und lässt die Impulse 20- bis 30-mal schneller über die Datenautobahn rasen. Durch die breiten Autobahnen wird jede Handlung viel schneller abrufbar, ähnlich einem Reflex. Genau so funktioniert es, wenn Sie regelmäßig Rituale der Entspannung in Ihren Alltag einbauen. Fällt es am Anfang noch schwer, sich zu entspannen, so geht es bald rasend schnell: Augen zu, und die Entspannung tritt ein.

ENTSPANNEN GANZ KLASSISCH?

Selbstverständlich können Sie sich auch für eine der klassischen Entspannungsmethoden, etwa Autogenes Training oder Progressive Muskelentspannung nach Jacobson, entscheiden. Wählen Sie das, was Ihnen und Ihrem Rücken rundum gut tut.

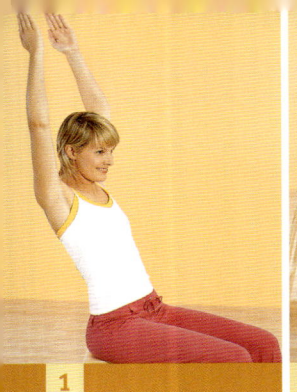 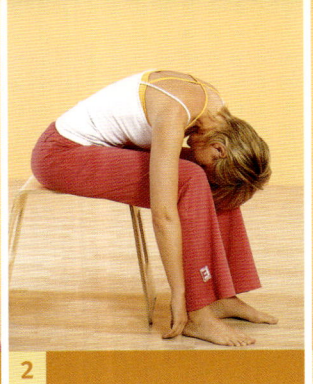 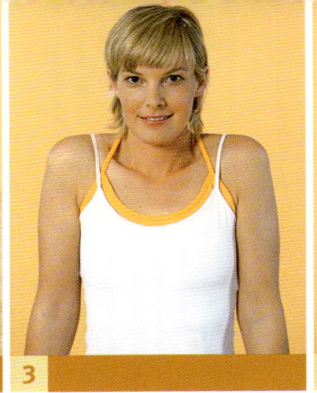 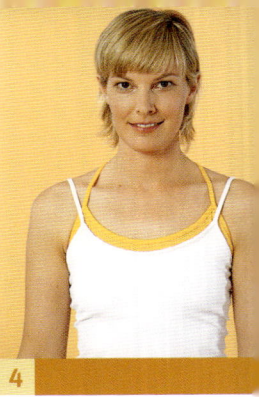

Das Dehn-Ritual

> Sie sitzen aufrecht auf einem Hocker.

1 > Neigen Sie den Oberkörper leicht nach hinten und strecken Sie die Arme in die Luft. Dabei müssen Sie eine Anspannung der Rückenmuskulatur verspüren. In dieser Position verharren Sie zehn Sekunden. Atmen Sie gleichmäßig und ruhig weiter.

2 > Atmen Sie tief aus und beugen Sie sich so weit es geht nach vorn zu den Knien. Wenn möglich, legen Sie Ihre Stirn auf die Beine. Sie müssten in dieser Position eine Dehnung des gesamten Rückens spüren.

> Mit den folgenden vier bis sechs Atemzügen atmen Sie bewusst tief ein und aus. Halten Sie diese Position 20 bis 30 Sekunden lang. Dann richten Sie sich wieder auf.

Das Nacken-Ritual

> Sie sitzen entspannt und locker auf Ihrem Stuhl.

3 > Ziehen Sie beide Schultern ganz fest bis zu den Ohren hoch und halten Sie die Spannung für sechs bis zehn Sekunden. Atmen Sie dabei ruhig und gleichmäßig weiter.

4 > Dann kräftig ausatmen und die Schultern fallen lassen.

Erleben Sie, wie sich die Verkrampfung löst, wie Nacken und Schultern sich entspannen und lockern. Die Entspannung soll sich weit in den Schulterbereich bis hin zu den Rückenmuskeln ausbreiten. Entspannen Sie gleichzeitig mit dem Nacken und den Schultern Ihr Gesicht. Genießen Sie dieses Gefühl für 20 bis 30 Sekunden.

Fragen aus der Praxis

Keine Zeit zum Entspannen? Von wegen! Nehmen Sie sich die Zeit. So bauen Sie Stress ab und beugen Rückenproblemen vor.

Warum ist Entspannung so wichtig?

Wenn Sie sich regelmäßig bewusst entspannen, lockern Sie Ihren Körper und Ihren Geist. Dadurch nehmen Sie Ihr Befinden besser wahr und können frühzeitig auf Signale Ihres Körpers reagieren.

Wie entspanne ich mich am besten in der Mittagspause?

Nutzen Sie die Ruhephase und gehen Sie raus an die frische Luft. Tanken Sie Tageslicht, indem Sie spazieren gehen. Reden Sie vor allem nicht über die Arbeit und versuchen Sie auch nicht, in dieser Zeit irgendwelche anstehenden Problemlösungen zu finden. Die kommen nach einer wohltuenden Entspannung wie von allein.

Kann ich auch mit Sport entspannen?

Sport ist vom Ursprung her »zweckfreies Tun«. Eine Aktivität also, die ohne weiteres Zutun ganz automatisch wirkt. Dabei kommt es nicht darauf an, für welche Sportart Sie sich entscheiden. Egal ob Fahrradfahren, Wandern oder Joggen – Sport lenkt von belastenden Gedanken ab, baut Stresshormone ab und regt die Durchblutung aller Organe an. Daher ist Sport eine der besten Entspannungsmethoden überhaupt.

Ratschläge bei speziellen Problemen

Ich habe seit meiner Jugend einen Rundrücken. Muss ich meine Bauch- oder meine Rückenmuskeln trainieren?

Der Rundrücken führt auf Dauer zu Problemen beim Einatmen, da häufig das Zwerchfell hoch steht und damit Lunge und Herz eingeengt sind. Daher sollten Sie die Bauchmuskulatur nur dehnen und vor allem die Rückenmuskeln kräftigen. Auf diese Weise können Sie den Brustraum wieder öffnen.

Anmerkung: Personen mit starkem Hohlkreuz (im Gegensatz zum Rundrücken) sollten zunächst ein Bauchmuskeltraining durchführen und die Rückenmuskeln dehnen.

Wie finde ich die richtige Belastung?

Das subjektive Empfinden ist immer noch besser als jeder Test. Hören Sie auf Ihren Körper. Achten Sie beim Training besonders auf Ihre Atmung, die regelmäßig sein sollte. Sie dürfen auf keinen Fall den Atem anhalten, vor allem dann nicht, wenn die Übungen schwieriger werden. Am Ende einer Übung sollten Sie ein leichtes Brennen im trainierten Muskel verspüren – dann war die Belastung optimal.

Der Kurztrip

Wenn Ihnen einmal nicht nach Üben sein sollte, dann gehen Sie für 60 Sekunden auf Reisen – und zwar ohne Urlaubsschein. Auch das entspannt. Nicht so sehr die Muskeln, aber den Geist. Wissenschaftler nennen das Autosuggestion. Loslassen und eintauchen in eine andere Welt mithilfe der eigenen Vorstellungskraft. Raus aus den Belastungen des Alltags. Rein in die eigene Höhle mit den wunderbaren Empfindungen. Das sorgt für positive Gefühle und entspannt ungemein. Der Stress verfliegt, und der Geist wird wieder frisch. Ein Kurztrip in Gedanken bewirkt Wunder.

> Setzen Sie sich bequem hin, schließen Sie die Augen
> Denken Sie an Ihren letzten Urlaub. Holen Sie sich den Geruch des Meeres und des köstlichen mediterranen Menüs an der Uferpromenade zurück. Ergötzen Sie sich noch einmal an den Bildern der üppigen Feigen- und Olivenhaine, des idyllischen Hafens oder des unbeschreiblich schönen Sonnenuntergangs.

LÄRM MACHT KRANK
Lärm strapaziert nicht nur die Ohren. Er verursacht auch innere Unruhe und begünstigt Schlafstörungen. Er löst sogar Depressionen aus. Damit Sie nicht in diesen Strudel geraten, sollten Sie von Zeit zu Zeit einen kleinen Ausflug in die Stille machen – das entspannt ungemein. Schalten Sie Fernseher und Radio aus. Und verbannen Sie das Telefon aus Ihrem Hörumfeld.

Das Atem-Ritual

Die Atmung kann bewusst verstärkt, zurück- oder angehalten werden und damit Gefühle abfangen und den Geist anregen. Und bewusstes Atmen erfrischt alle Sinne. Wenn Sie also stark angespannt sind, nutzen Sie das kleine Atem-Ritual.

> Setzen Sie sich aufrecht hin und atmen Sie 4-mal tief ein und aus. Nutzen Sie auch das Zwerchfell, indem Sie bis in den Bauch hinein atmen.
> Wichtig: Lassen Sie besonders beim Ausatmen den Atem bewusst und langsam strömen.
> Stellen Sie sich vor, wie Sie die stressige Situation wegpusten. Lassen Sie die Schultern dabei tief und entspannt hängen.
> Machen Sie eine kurze Pause und atmen Sie dann 5- bis 6-mal normal weiter. Danach wiederholen Sie den Vorgang mit weiteren vier tiefen Atemzügen.

Ein warmes Bad – Genuss pur

Bereits die alten Griechen und Römer wussten es schon, und auch heute ist man noch (oder wieder) überzeugt davon: Temperaturreize sind gut für den ganzen Körper und fördern das Wohlbefinden. Ein warmes Bad entspannt die Muskulatur wunderbar, weil damit ihre Durchblutung angeregt wird. Die Gefäße öffnen sich, und es strömt mehr Blut in die Muskelzellen hinein.

So fördern Sie die Durchblutung

Mit verschiedenen Badezusätzen können Sie die Durchblutung steigern. Dazu gehören Extrakte aus Rosmarin, Teebaum, Pfefferminze und Kiefernnadeln. Oder Sie lösen einfach eine Packung Kochsalz in Ihrem Badewasser auf. Da müssen Sie zwar auf einen sinnlichen Duft verzichten, aber die Wirkung ist die gleiche. Probieren Sie es einfach aus, wenn Sie wieder einmal Rückenschmerzen haben. Sie durchbrechen damit den Teufelskreis von Verkrampfung und Schmerzen, stärkerer Verkrampfung und noch mehr Schmerzen … Oder aber Sie greifen zu den bekannten Hausmitteln: Wärmflasche, ABC-Wärme-Pflaster, elektrische Heizdecke. Auch die leisten gute Dienste.

Achtung: Wärme ist nicht immer gut

Wärme kann Ihre Symptome auch verschlimmern. Dann nämlich, wenn Ihre Schmerzen von einer akuten Entzündung herrühren. In diesem Fall brauchen Sie Kälte. Dafür gibt es in der Apotheke Gelkissen. Oder Sie kühlen ein mit Wasser getränktes Handtuch im Eisfach. Gelkissen oder Handtuch auf keinen Fall direkt auf die Haut legen, sondern in ein Tuch wickeln. Sind Ihre Schmerzen nach drei bis vier Tagen nicht verschwunden, dann sollten Sie einen Arzt aufsuchen.

GU-ERFOLGSTIPP

MIT NÄHRSTOFFEN DIE MUSKELN ENTSPANNEN

Die Forschung konnte in vielen Studien zeigen, dass sich verschiedene Vitamine, Mineralien und Nährstoffe sehr positiv auf die Muskeln und Nerven auswirken. Speziell Magnesium hemmt die Dauererregung von Nerven und Muskeln und sorgt für einen entspannten Rücken.

Täglich benötigt ein Erwachsener etwa 300 Milligramm des Anti-Stress-Minerals Magnesium. Am besten verteilen Sie die Zufuhr davon über den Tag, indem Sie Käse, Milch, Kartoffeln, Getreide, Nüsse oder Hühnerfleisch zu sich nehmen. Sollte es einmal besonders stressig werden, dann nehmen Sie am besten schon morgens eine Magnesium-Brausetablette, sodass Sie für den Tag gut gewappnet sind.

Die klassischen Entspannungshelfer

Viele Wege führen zur Entspannung. Eine Umfrage in Ihrem Be-
kanntenkreis wird das bestätigen. In den letzten Jahrzehnten
wurden Entspannungstechniken immer beliebter. Methoden und
Verfahren, die zum Teil bereits vor Jahrtausenden praktiziert
wurden, sind zu Klassikern geworden. Sie bewähren sich auch
heute, in einer Zeit, in der Stressfaktoren sich mehren: Im Beruf
geht es hektisch zu, immer mehr Leistung und immer höhere
Fachkompetenz werden in immer kürzerer Zeit gefordert. Und
vielleicht macht auch das Privatleben zu schaffen: In der Partner-
schaft gibt es Konflikte, die Kinder bereiten Sorgen, und manchmal kann es schwierig werden, mit dem zur Verfügung stehenden
Geld bis zum Monatsende auszukommen. All das verlangt seinen
Tribut. Wen wundert es da noch, dass auch Rückenschmerzen
immer mehr zunehmen?

Verschiedene Entspannungstechniken können helfen, Körper
und Geist zu lockern. Die bekanntesten Methoden finden Sie in
der Tabelle auf der rechten Seite. Testen Sie, was Ihnen zusagt.

Nicht jedes dieser Verfahren ist ganz einfach zu erlernen, und
Fehler schleichen sich leider schnell ein. Ein gutes Buch mit prä-
zisen Beschreibungen kann zwar helfen. Einen noch größeren
Nutzen haben Sie von Ihrem Entspannungstraining allerdings,
wenn Sie zum Einstieg an einem Kurs teilnehmen, der von einem
Lehrer mit umfassender und gründlicher Ausbildung angeleitet
wird. Kurse zu den unterschiedlichsten Entspannungsverfahren
werden beispielsweise in Sportvereinen oder an Volkshochschu-
len angeboten (Adressen Seite 123).

Lassen Sie sich – besonders zu Beginn – beim Training von einem Profi helfen, der Sie bei den Übungen anleitet.

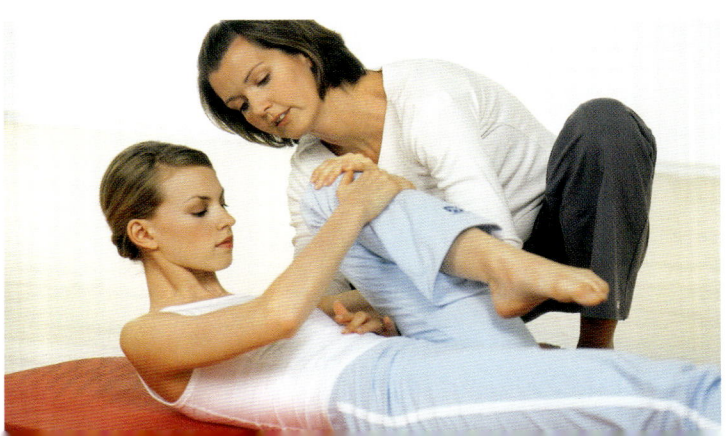

Klassische Entspannungsmethoden

	Besondere Merkmale	Nutzen für den Körper/ den Rücken
Autogenes Training	› Ruhe-, Schwere- und Wärmeübungen, kombiniert mit Atemübungen. › Völlige Entspannung ist Voraussetzung, um das vegetative Nervensystem zu beeinflussen.	› Wirkt, da sich die Verspannungen der Muskulatur lösen.
Feldenkrais	› Basiert auf der Erschließung natürlicher Bewegungsformen und dem bewussten Umgang mit dem eigenen Körper.	› Entwickelt eine feine Sensibilität für den ganzen Menschen. › Zielt damit auf die Probleme ab, die häufig für Rückenschmerzen verantwortlich sind.
Pilates	› Ausgehend von der Körpermitte (Zentrum) wird der ganze Körper stabilisiert. › Die wichtigsten Prinzipien sind Körperhaltung, Zentrierung und Atmung.	› Zur Vorbeugung von Rückenproblemen hilfreich. › Wichtig: ein gut ausgebildeter Trainer.
Progressive Muskelentspannung nach Jacobson	› Basiert darauf, dass sich Muskeln nach Anspannung deutlich besser entspannen. › 16 Muskelgruppen werden systematisch angespannt, entspannt, gedehnt und gelockert.	› Da die Progressive Muskelentspannung direkt und schnell wirkt, ist sie bei Verspannungen besonders geeignet.
Qi Gong	› Soll den Fluss der Lebensenergie erhalten bzw. wiederherstellen. › Geistige und körperliche Entspannung durch Konzentrations-, Stillhalte- und Atemübungen.	› Sanfte Bewegungen speziell gegen Stress und Nervosität. › Ebenfalls sehr hilfreich bei Muskelverspannungen.
Tai Chi	› Eine Kampfkunst mit Elementen von Meditation und Entspannung. › Fließende, kontrollierte Bewegungen nach bestimmtem Muster sollen das Gleichgewicht von Yin und Yang herstellen.	› Die Bewegungen setzen einen muskulären Trainingsreiz. › Sie fördern die Beweglichkeit und das Körperbewusstsein. › Deshalb bei Rückenproblemen besonders sinnvoll.
Yoga	› Ist ein Bestandteil der klassischen indischen Philosophie. › Neben körperlicher Aktivität und Bewegungen (Asanas) nehmen meditative und spirituelle Aspekte einen breiten Raum ein.	› Sorgt für Ausgeglichenheit und Ruhe, hervorragend gegen Rückenprobleme und Stress. › Körperhaltung, Beweglichkeit und Kraft werden trainiert. › Vorsicht bei akuten Rücken- und Gelenkproblemen.

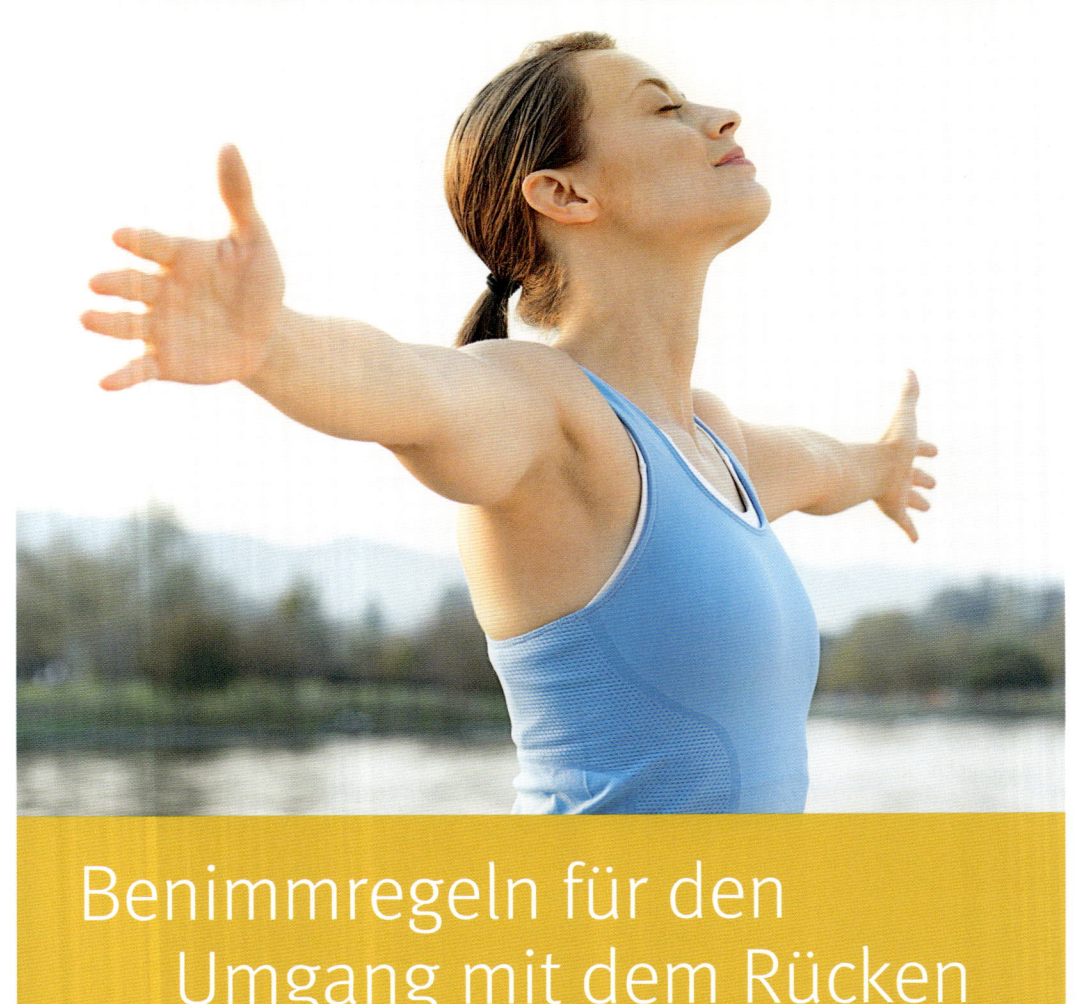

Benimmregeln für den Umgang mit dem Rücken

Zum Umgang mit dem eigenen Rücken gibt es einige »Benimm-regeln«, die das Leben erleichtern. Regel eins heißt: Aktiv sein. Natürlich nicht, ohne bei bestimmten Gelegenheiten Rücksicht zu nehmen. Denn die Belastungen müssen passen. Mit falscher Schonung hat das nichts zu tun. Sie fahren Ihr Auto ja auch nicht immer mit Vollgas, sondern nur dann, wenn es die Situation erlaubt. Schalten Sie bei Bedarf auch bei der Belastung Ihres Rückens zurück. Einige hilfreiche Tipps erhalten Sie hier.

Anforderungen und persönliche Fähigkeiten müssen harmonieren

Wenn Sie sich als Skianfänger auf eine schwierige Piste wagen, dann werden Sie im wahrsten Sinn des Wortes zu Fall kommen. Auch wenn Sie als Normalradler sich vornehmen, die Tour de France im Tempo der Profis nachzufahren, werden Sie scheitern. Denn bei diesen Unternehmungen passen Ihre persönlichen Fähigkeiten nicht zu der Aufgabe, der Sie sich stellen wollen, und der Anforderung, die damit einhergeht. Lassen Sie sich dennoch nicht davon abhalten, laufen Sie Gefahr, sich im Endeffekt mehr zu schaden als zu nutzen. Und die Freude am Aktivsein geht bald gegen null. Suchen Sie sich daher solche Herausforderungen, die zu Ihnen und Ihren momentanen Voraussetzungen passen. Überfordern Sie Ihren Körper nicht. Das gilt besonders für den Rücken.

Natürlich ist es nicht falsch, sich Ziele zu setzen und diese von Zeit zu Zeit höher zu stecken. Für eine Etappe der Tour de France müssen Sie eben eine Weile gründlich trainieren. Im Laufe der Zeit steigern Sie Ihr Leistungsvermögen und können immer höheren Anforderungen gerecht werden. Das macht Ihr Rücken dann locker mit. Ihr Organismus passt sich nämlich an, wenn er entsprechend vorbereitet wird. Auch wenn Sie vorher vielleicht noch eine kleine unangenehme Hürde überwinden müssen: den lästigen Muskelkater.

DEM RÜCKEN ZULIEBE

Lassen Sie sich auf keinen Fall durch einen Muskelkater von Ihrem Vorhaben abbringen. Überwinden Sie lieber den »inneren Schweinehund« und beißen Sie die Zähne zusammen. Ihr Rücken dankt es Ihnen.

Muskelkater – na und!

Vorab das Wichtigste: Muskelkater ist keine Krankheit. Muskelkater ist eine völlig natürliche Reaktion eines Muskels auf einen Reiz, den er bisher nicht kannte. Selbst Profisportler bekommen ihn, wenn sie neue Übungen machen. Auch der Hobbygärtner klagt über ihn, wenn er im Frühjahr zum ersten Mal den Garten bearbeiten muss. Muskelkater entsteht durch kleinste Risse an den Muskelfasern. Dabei blutet nichts, weder äußerlich noch innerlich. Die Aufgabe war für die Fasern lediglich momentan zu schwer. Muskelkater ist ein Zeichen dafür, dass sich die Muskeln noch nicht an eine bestimmte Belastung gewöhnt haben. Irgendwann ist der Spuk aber vorbei, sofern sie dranbleiben.

Richtig oder falsch – die Situation entscheidet

Es gibt kein Gesetz, das in Sachen Belastung für alle Menschen gleichermaßen gilt. Es gibt kein eindeutiges Richtig oder Falsch. Die Situation bestimmt den Weg, und den müssen Sie für sich allein finden. Suchen Sie sich Ihre individuellen Benimmregeln, die nur zu Ihnen und Ihrem Rücken passen müssen, zu niemandem sonst. Es gibt also auch kein richtiges oder falsches Sitzen, Stehen, Schlafen, Liegen, Bücken und Heben und auch nicht die einzig richtige Ernährung. Ihre Fähigkeiten bestimmen, wie Sie eine Aufgabe angehen. Und Ihr Rücken ist dazu der beste Gradmesser.

Sitzen – des Menschen liebstes Kind

Der Durchschnittsdeutsche sitzt 8,3 Stunden täglich, mehr als ein Drittel des Tages. Neueste wissenschaftliche Studien (Seite 123) zeigen, dass das Sitzen nicht verantwortlich ist für Rückenbeschwerden. Obwohl immer wieder vom richtigen oder – viel häufiger noch – vom falschen Sitzen gesprochen wird, ist kein Zusammenhang zwischen Sitzen und Rückenproblemen nachzuweisen.

GRUNDREGELN FÜRS RICHTIGE SITZEN AM ARBEITSPLATZ UND IM AUTO

› Wählen Sie die Höhe Ihres Stuhles so, dass die Unterarme etwa im rechten Winkel bequem auf dem Tisch aufliegen können.

› Stellen Sie die Sitzfläche so ein, dass die Oberschenkel in Richtung Knie hin etwas ansteigen (eventuell eine Fußstütze nehmen).

› Die Füße sollten hüftbreit auf dem Boden stehen, aber von Zeit zu Zeit auch woanders aufgestellt werden (Fußstütze).

› Moderne Bürostühle unterstützen das dynamische Sitzen. Durch die flexible Mechanik werden die Muskeln angeregt, aktiv zu sein.

› Sitzen bei langen Autofahrten ist ein besonderes Problem, weil man sich kaum bewegen kann. Der Autositz sollte daher im Bereich der Lendenwirbelsäule eine Auspolsterung haben. Diese unterstützt die Muskulatur und schützt vor Überlastung. Alternativ hilft auch ein Kissen.

› Auch während des Sitzens sollten Sie sich viel bewegen. Ändern Sie deshalb möglichst alle zehn Minuten Ihre Sitzposition.

› Stehen Sie alle 60 Minuten kurz auf und vertreten Sie sich ein wenig die Beine.

Rumlümmeln ist erlaubt

Selbst das früher so verpönte Rumlümmeln auf dem Stuhl belastet den Rücken nicht mehr als jede andere Sitzposition. Das hat ein Orthopädenteam aus Ulm und München herausgefunden. Damit geht uns auch ein schlagendes Argument verloren, um unsere Kinder zu einer »anständigen« Haltung zu bewegen.

Entscheidend beim Sitzen ist es, die Muskeln nicht zu stark zu belasten. Sie brauchen Gelegenheiten, sich zu entspannen und zu erholen. Versuchen Sie, über einen langen Zeitraum in derselben Position zu sitzen, geht es in der Tat schief. Dann werden die aktiven Muskeln überanstrengt und verspannen sich.

Ideal: Dynamisches Sitzen

Also wechseln Sie öfter Ihre Position: Mal anlehnen, mal aufrecht sitzen, mal hinlümmeln oder mal auf dem Tisch abstützen. Dafür gibt es übrigens eine Bezeichnung: dynamisches Sitzen. Die richtige und beste Sitzposition ist stets die nächste Position. Nutzen Sie das gesamte Spektrum, das Ihnen im Alltag zur Verfügung steht! Dann ermüdet Ihre Muskulatur nicht, und Wirbel und Bandscheiben werden entlastet. Stehen Sie möglichst jede Stunde kurz auf. Das fördert die Rückenmuskulatur und versorgt die Bandscheiben mit allem Wichtigen wie Wasser und Nährstoffen.

Stehen: Machen Sie es den Pferden nach

Wenn Sie Pferde auf der Weide beobachten, können Sie es sehen: Pferde, die sich ausruhen und ein wenig vor sich hin dösen, stellen einen Hinterhuf mit der Spitze auf. Das entlastet das Hinterbein und den Rücken. Diesem guten Beispiel sollten Sie folgen.

Stehen ist eine anstrengende Tätigkeit für die Muskeln. Deshalb müssen Sie Ihre Muskulatur, die im Stehen Schwerstarbeit leistet, oft entlasten. Wechseln Sie dazu das Standbein und verlagern Sie das Gewicht hin und her. Und lehnen Sie sich bei jeder sich bietenden Gelegenheit an. Auch die Bandscheiben freuen sich darüber. Denn sie müssen beim aufrechten Stehen einen Druck von vier Bar aushalten, angelehnt sind es nur zweieinhalb Bar. Das entspricht etwa dem Druck in einem Winterreifen.

Wenn der Arbeitsplatz ein Stehplatz ist

Wenn Sie im Stehen arbeiten müssen, sollten Sie das möglichst aufrecht tun. Jedes Vorneigen des Oberkörpers kostet zusätzliche Kraft. Die Arbeitsfläche sollte Ihnen bis knapp unter die Ellbogen reichen. Stellen Sie zwischendurch abwechselnd immer mal wieder ein Bein erhöht auf einem Gegenstand (beispielsweise auf einem Schemel) ab, das entlastet.

Liegen, indem Sie sich wie eine Sonnenblume strecken

Richtiges Liegen ist nicht nur für einen erholsamen Schlaf wichtig, sondern auch für die Entspannung des Rückens. Denn im Liegen hat die Wirbelsäule Gelegenheit, ihre Schwingungen zu normalisieren und sich damit die tagsüber verloren gegangenen eineinhalb bis drei Zentimeter Körperlänge zurückzuerobern.

Dazu müssen Sie sich strecken. Ähnlich wie die Sonnenblume nach einem Regenschauer, wenn die Sonne wieder lacht. Nur dann ist die Wirbelsäule am nächsten Morgen frisch und munter und erneut belastbar.

Gut gelegen – bestens erholt

Wussten Sie das? Sie drehen sich pro Nacht im Schlaf etwa 50- bis 60-mal: Rückenlage, Seitenlage, Bauchlage – jede dieser Positionen ist gut und richtig, denn nur zusammen ermöglichen sie eine optimale Erholung. Weil Sie Ihre Schlafposition aber nicht steuern und kontrollieren können, müssen Sie Ihre Wirbelsäule mit der richtigen Matratze unterstützen. Wählen Sie eine Matratze, die besonders im Bereich des Rumpfes nicht zu weich ist und die für Ihr Körpergewicht geeignet ist. Bewährt haben sich Matratzen, die in mehrere Liegezonen aufgeteilt sind. Lassen Sie sich in einem guten Fachgeschäft beraten und liegen Sie

DIE MATRATZE – IHRE NÄCHTLICHE ENERGIETANKSTELLE

Eine gute Matratze zeichnet sich dadurch aus, dass sie der Wirbelsäule optimale Erholung bietet. Sie unterstützt die Streckung und fördert die Abnahme der Schwingungsradien. Das schafft keine weiche Matratze und auch kein Wasserbett. Die Matratze darf – entgegen landläufiger Meinung – der Form des Körpers und der Wirbelsäule kaum nachgeben. Sie sollten lieber etwas härter liegen. Bretthart allerdings auch wieder nicht, denn dann schlafen Sie zu unruhig, weil Sie auf solchen Matratzen nachts richtige Pirouetten drehen.

Noch etwas: Stehen Sie morgens langsam auf. Auch die Muskeln müssen erst geweckt werden. Sie benötigen etwa zehn Minuten, bis sie nach der nächtlichen Pause richtig fit sind.

Probe. Wenn möglich, nicht nur ein paar Minuten, sondern ein paar Stunden, damit Sie auf Nummer sicher gehen.

Tragen – von den Kameltreibern das Beladen lernen

Kamele können sechs bis acht Tage ohne Wasser und ohne Nahrung durch die Wüste ziehen. Dabei tragen Sie schwerste Lasten und ermüden kaum.

Das Geheimnis liegt zum einen in ihrer unerschöpflichen Ausdauer und Zähigkeit. Zum anderen hängt es sehr davon ab, wie das Kamel beladen wird – wie die Lasten auf seinem Rücken verteilt werden. Man kann ein Bündel direkt mittig zwischen die Höcker positionieren. Oder aber zwei Lasten werden in Tragesystemen exakt ausbalanciert und körpernah seitlich rechts und links verteilt. Auf diese Weise wird die Balance des Tieres durch die Last nicht gestört, sondern eher unterstützt.

Lernen Sie von den Kameltreibern! Schwere Lasten sollten möglichst körpernah und auf keinen Fall mit gestreckten Armen getragen werden. Und verteilen Sie das Gewicht rechts und links gleichmäßig. Falls dies nicht möglich ist, verwenden Sie Tragegurte, die Ihnen einen Großteil des Gewichts abnehmen.

Auf Reisen oder auf dem Weg zur Arbeit ist der Rucksack sicher die beste Lösung. Denn darin sind die Lasten optimal verteilt – allerdings nur, wenn man ihn richtig trägt.

Bücken und Heben wie die Möbelpacker

Sie wollen nur mal eben den Sack Blumenerde auf den Balkon oder den Wasserkasten in den Keller bringen? Sie heben an – und schon ist es passiert: Die Hexe sitzt im Rücken. Diese akuten Kreuzschmerzen sind mit einer ausgeprägten Steifheit verbunden. Obwohl ein Hexenschuss sehr unangenehm sein kann, ist er meist harmlos und bessert sich schon nach wenigen Tagen.

SCHWERE LASTEN RICHTIG GEPACKT

Schwere Lasten tragen Sie am besten mit einem Rucksack auf dem Rücken. Achten Sie darauf, dass der Rucksack richtig sitzt und korrekt gepackt wird. Generell sollte Ihr Rucksack (Leergewicht plus Inhalt) ein maximales Gewicht von einem Viertel Ihres Körpergewichts nicht überschreiten. Schwere Gegenstände sollten nah am Körper auf Höhe der Schultern eingepackt werden. Wichtig ist auch, dass der Rucksack so gepackt wird, dass nicht eine Seite schwerer ist als die andere. Sonst reagiert Ihr Rücken mit Verspannungen. Stellen Sie die Schulterriemen nicht zu eng ein, damit die Last nicht auf die Schultern drückt.

In mehr als 90 Prozent aller Fälle kommt es beim Bücken und Heben zum Hexenschuss. Wenn Sie untrainiert schwere Gegenstände hochheben, sind Bänder und Rückenmuskulatur schnell überfordert. Sie können die Wirbelsäule nicht mehr ausreichend stabilisieren. Das lästige Resultat: Sie haben mindestens zwei Wochen lang Rückenschmerzen.

Nutzen Sie die Kraft der Oberschenkel!

Dass es auch anders geht, zeigen die Möbelpacker. Sie treffen Vorkehrungen. Schwere Gegenstände – etwa einen unzerlegbaren Schrank oder ein Klavier – heben sie nicht aus dem Kreuz heraus. Sie gehen tief in die Knie und heben das Gewicht aus den Beinen heraus. Die Oberschenkelmuskeln sind nämlich viel stärker als die filigrane Rückenmuskulatur. Und getragen wird – wie Sie bereits wissen – ganz nah am Körper. Also die Beine nutzen und unbedingt in die Knie gehen, wenn der Gegenstand schwer ist.

Wenn Ihnen dagegen ein Taschentuch auf den Boden fällt, dann bücken Sie sich ruhig so, wie Sie es auch bisher getan haben. Leichte Gegenstände hochzuheben erfordert keine besondere Hebetechnik, ganz im Gegenteil, denn diese normale Belastung der Rückenmuskulatur trainiert sie beim Hochheben sogar.

Gehen Sie zum Hochheben von schweren Gegenständen in die Knie *(links)* ...
... und tragen Sie die Lasten ganz nah am Körper *(rechts)*.

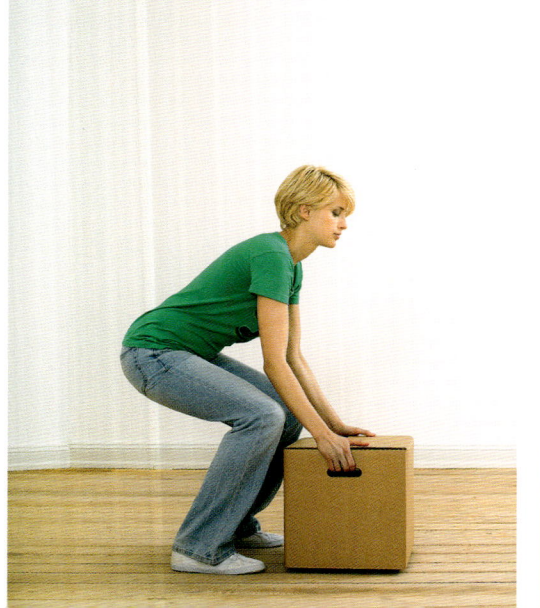
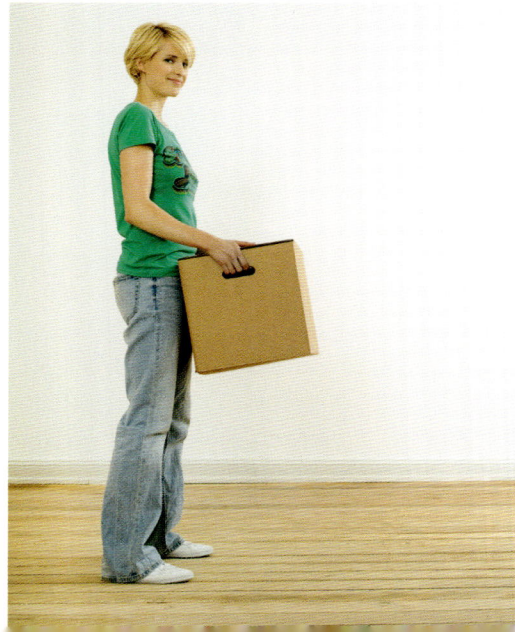

Richtig essen für den Rücken

Bewegung und Aktivität sind wichtig für einen gesunden Rücken. Aber auch mit der richtigen Ernährung können Sie einiges zu Ihrer Rückengesundheit beitragen.

Falsche Ernährung hingegen kann Ihre Gesundheit negativ beeinflussen. Fast Food zum Beispiel. Denn zu fettes und kalorienreiches Essen macht dick. Übergewicht lastet auf der Wirbelsäule und auf den Gelenken. Ein dicker Bauch zieht an der Wirbelsäule und bringt den Körper aus dem Gleichgewicht. Die Masseverteilung ändert sich, und die Muskulatur muss stärker arbeiten. Lauter triftige Gründe, auf das Gewicht zu achten.

Wenn Nährstoffe fehlen

Eine unausgewogene Ernährung liefert dem Organismus zu wenig Bausteine und Nährstoffe. Fehlen bestimmte Spurenelemente und Enzyme oder einige Aminosäuren, wirkt sich das auch auf die Wirbelsäule aus. Das wichtige Bindegewebe, das Muskeln, Sehnen und Bänder und auch die Bandscheibe bildet, kann nicht ausreichend produziert werden. Stabilität und Elastizität lassen nach. Das beeinträchtigt die Belastbarkeit.

Essen Sie bewusst!

Ernähren Sie sich ausgewogen und gesund. Greifen Sie möglichst häufig zu frischem Gemüse und Obst. Damit reduzieren Sie Übergewicht und entlasten zugleich dauerhaft Ihren Rücken. Außerdem erhält Ihr Körper – und somit natürlich auch Ihr Rücken – auf diese Weise einen Großteil der Bausteine, die zu seiner Gesunderhaltung notwendig sind. Dass Sie möglichst zu ungespritzten und auf jeden Fall zu Produkten der Saison und aus Ihrer Region greifen sollten, versteht sich von selbst. Dafür können Sie getrost auf jegliche Zusatzpräparate verzichten.

GU-ERFOLGSTIPP
HELFEN SIE IHREM IMMUNSYSTEM!

Die Verursacher von Rückenschmerzen sind oft lokale Entzündungen, die Ihr Immunsystem bekämpft. Das kann es aber nur erfolgreich, wenn es auch genügend Baustoffe besitzt. Hierzu benötigt es Aminosäuren, und zwar täglich. Denn Eiweiße speichert der Körper nur in geringer Menge und einen Großteil der Aminosäuren kann der Körper sich aus dem zugeführten Eiweiß nicht selbst zusammenbauen. Um also ein intaktes und effektives Immunsystem im Kampf gegen den Rückenschmerz zu haben, müssen Sie viel Eiweiß essen. Geräucherte Forelle, Rindfleisch, Putenbrust, Seelachs oder Harzer Käse sind ideale Quellen.

Die Muskeln mit Antioxidantien schützen

Wollen Sie Ihren Muskeln etwas Gutes tun, dann achten Sie auch auf ausreichend Antioxidantien in Ihrer Ernährung. Antioxidantien sind die Gegenspieler der »freien Radikalen«, die ständig in unserem Energiestoffwechsel als »Abfallprodukt« entstehen. Das ist ein völlig normaler Vorgang, der so lange verträglich ist, wie sich Radikale und Antioxidantien die Waage halten. Freie Radikale sind sogar sehr förderlich für den Körper, da sie das Immunsystem aktivieren und die Fresszellen des Körpers trainieren, die verantwortlich für den Schutz gegen Viren und Bakterien sind. Haben Sie jedoch zu wenig »Radikalefänger« – also Antioxidantien –, dann müssen die Muskeln aufpassen. Denn dann zerstören diese Winzlinge die Muskelzellen. Die Folge ist, dass die Muskelzellen vorzeitig sterben und die Muskeln geschwächt werden. Sorgen Sie daher immer für ausreichend Antioxidantien, indem Sie sich gesund und ausgewogen ernähren. Nehmen Sie ausreichend Zink, Selen und Eisen zu sich. Ebenso wichtig sind die Vitamine A, C, E, Betacarotin sowie die Flavonoide, die für die Farbe und den Geruch von Gemüse und Obst zuständig sind, sowie außerdem das Coenzym Q10.

DIE 13 WICHTIGSTEN BAUSTEINE FÜR DEN RÜCKEN

> **Vitamin A** fördert das Knochenwachstum.
> **Vitamin B1** unterstützt den Aufbau des Bindegewebes.
> **Folsäure** schützt das Herz-Kreislauf-System und die Nerven.
> **Vitamin C** stärkt Sehnen, Bänder und Abwehrkräfte und hält das gesamte Immunsystem stabil.
> **Vitamin D** sorgt dafür, dass der Knochenbaustoff Kalzium im Knochen ordnungsgemäß eingelagert und verwertet werden kann.

> **Vitamin K** unterstützt die Bildung des Proteins Osteocalcin zur Knochenbildung.
> **Fluor** stimuliert den Knochenaufbau.
> **Kalium** verhindert den Knochenabbau.
> **Kalzium** stärkt die Knochenstruktur.
> **Kupfer** hilft beim Sauerstofftransport.
> **Magnesium** ist wichtig für die Nerven und Muskeln.
> **Mangan** fördert den Knochenstoffwechsel.
> **Zink** ist mitverantwortlich für alle Stoffwechselprozesse.

Anti-Aging-Kur für die Bandscheiben

Jede Körperzelle wechselt pro Stunde mehrere Hundert Mal ihren Wasseranteil aus. Nur frisches Wasser hält sie fit. Auch die Bandscheiben brauchen dieses Lebenselixier (Seite 21). Da der Bandscheibenkern zu 70 bis 90 Prozent aus Wasser besteht, wird er auch als Wasserkissen des Körpers bezeichnet. Eine gesunde Bandscheibe besteht übrigens aus beinahe ebenso viel Wasser wie eine Gurke. Wasser bedeutet für die Bandscheibe Leben und Überleben. Ist zu wenig Flüssigkeit vorhanden, trocknet sie aus und kann ihren Aufgaben nicht mehr gerecht werden. Das lässt uns die Wirbelsäule recht bald spüren.

Die Bandscheiben werden von Bändern in Position gehalten und bei allen Bewegungen gesichert. Diese sichernden Bänder leiden oft unter »Verstopfung«, weil sie durch eine verkrampfte Körperhaltung und zu wenig Bewegung übersäuern und sich dort viele Abfallstoffe ablagern. Damit die Bänder aber die Bandscheiben rund um die Uhr schützen können, müssen diese Verstopfungen aufgelöst werden. Auch dies gelingt mithilfe von Wasser, das im Körper für den Abtransport sorgt und ein gutes Milieu für die Zellen garantiert.

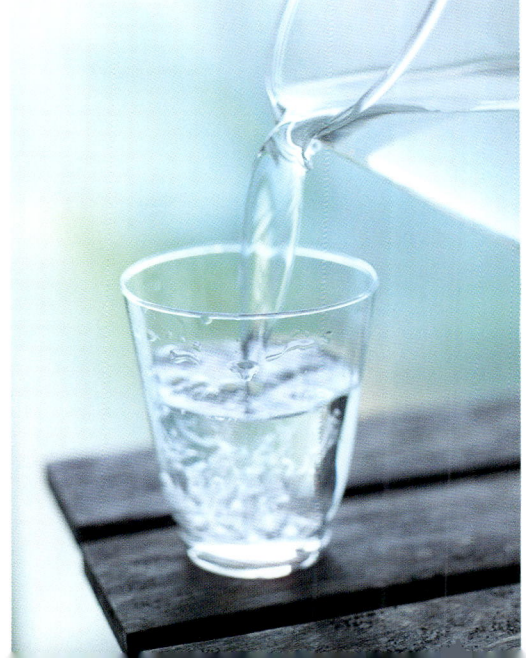

Wasser ist mehr als ein Durstlöscher. Trinken Sie viel und regelmäßig.

Mit viel Wasser zu mehr Elastizität

Im fortgeschrittenen Alter nimmt der Wassergehalt im Bandscheibenkern stetig ab. Wasser wird durch Bindegewebe ersetzt, und das mindert die Elastizität erheblich. Da heißt es dann dringend: trinken, trinken, trinken! Zwei bis drei Liter pro Tag sollten es sein.

Ob das Wasser aber auch wirklich in der Bandscheibe ankommt, hängt davon ab, ob Sie sich bewegen (Seite 20). Denn erst der Wechsel von Be- und Entlastung pumpt Wasser in die Bandscheibe. Nur in Verbindung mit stetiger Bewegung ist Wasser eine wirkliche Anti-Aging-Kur für die Bandscheiben und damit für den ganzen Rücken.

Bücher, die weiterhelfen

Bleis, Carola: **Feldenkrais.** blv

Engel, Siegbert: **Tai Chi.** blv

Engel, Siegbert: **Qi Gong – Innere Ruhe und Energie für den Alltag.** blv

Froböse, Ingo, Prof. Dr.; Hamm, Michael, Prof. Dr.: **Vital ab 50.** Hirzel

Froböse, Ingo, Prof. Dr.; Nellessen, Gisela, Dr.; Wilke, Christiane, Dr.: **Training in der Therapie. Grundlagen.** Urban und Fischer

Frucht, Stephan: **Progressive Muskelrelaxation nach Jacobson. Gesprochene Anleitung mit Musik.** Audiobite

Waddell, Gordon: **The Back Pain Revolution.** Churchill Livingstone

BÜCHER AUS DEM GRÄFE UND UNZER VERLAG

Bimbi-Dresp, Michaela: **Das große Pilates-Buch. Die Original-Übungen für alle Könnensstufen.**

Bimbi-Dresp, Michaela: **Pilates – mit DVD**

Eßwein, Jan Thorsten: **Achtsame Yogaübungen – mit CD**

Feldenkrais-Verband Deutschland: **Feldenkrais – mit CD**

Froböse, Ingo, Prof. Dr.: **Rücken-Akut-Training – mit DVD**

Grasberger, Delia, Dr. med.: **Autogenes Training – mit CD**

Hainbuch, Friedrich, Dr.: **Progressive Muskelentspannung – mit CD**

Marianowicz, Martin: **Den Rücken selbst heilen. Schmerzfrei werden und bleiben - das ganzheitliche Programm.**

Mertens, Wilhelm; Oberlack, Helmut: **Qigong – mit CD**

Trökes, Anna: **Das große Yoga-Buch.**

Trökes, Anna: **Yoga. Mehr Energie und Ruhe – mit CD**

Trökes, Anna: **Yoga für den Rücken – mit DVD**

Waesse, Harry; Kyrein, Martin: **Yoga für Einsteiger.**

Weiss, Daniel: **Taping**

Zylla, Amiena: **Dynamisches Faszienyoga – mit DVD**

Adressen, die weiterhelfen

Für folgende Krankenkassen hat der Autor auf der Grundlage des neuen Rückentrainings ein spezielles Konzept für Präventionskurse entwickelt:

Barmer Ersatzkasse
Lichtscheider Str. 89-95, 42285 Wuppertal
www.barmer-gek.de

Deutsche Angestellten Krankenkasse
Nagelsweg 27-31, 20097 Hamburg
www.dak.de

Techniker Krankenkasse
Bramfelder Straße 138, 22305 Hamburg
www.tk.de

Berufsverband staatlich geprüfter Gymnastiklehrerinnen und -lehrer

Deutscher Gymnastik-Bund DGymB e. V.
Casteller Str. 37, 65719 Hofheim / Ts
www.dgymb.de

Bundesverband der deutschen Rückenschulen (BdR) e. V.

Bleekstr. 22 / LBZB - Haus L, 30559 Hannover,
www.bdr-ev.de

Bundesverband selbstständiger Physiotherapeuten – IFK e. V.

Gesundheitscampus 33, 44801 Bochum, www.ifk.de

Deutscher Olympischer Sportbund

Otto-Fleck-Schneise 12,
60528 Frankfurt am Main, www.dosb.de

Deutscher Verband für Gesundheitssport und Sporttherapie e. V. (DVGS)

Vogelsanger Weg 48, 50354 Hürth-Efferen,
www.dvgs.de

Forum Gesunder Rücken – besser leben e. V.

Postfach 3564, 65025 Wiesbaden,
www.forum-ruecken.de

Zentrum für Gesundheit der Deutschen Sporthochschule Köln

Am Sportpark Müngersdorf 6, 50933 Köln,
www.zfg-koeln.de, www.dshs-koeln.de

Bundesverband der ErgotherapeutInnen Österreichs

Sobieskigasse 42/5, A-1090 Wien,
www.ergotherapie.at

Schweizer Physiotherapie Verband

Stadthof/Centralstr. 8b,
CH-6210 Sursee, www.physioswiss.ch

Schweizerischer Verband für Gesundheitssport und Sporttherapie (SVGS)

Geschäftsstelle CH-8000 Zürich,
www.svgs.ch

Links, die weiterhelfen

www.ingo-froboese.de
Homepage des Autors

www.agr-ev.de
Aktion gesunder Rücken e. V.

www.bandscheibe.com
Orthopädische Schmerztherapie München

Sachregister

Die Übungen von A bis Z

Impressum

© 2011 GRÄFE UND UNZER VERLAG GmbH, München. Erweiterte und aktualisierte Neuausgabe von Das neue Rücken-training, GRÄFE UND UNZER VERLAG 2006, ISBN 978-3-8338-0219-5

Projektleitung: Sarah Schocke (Neuausgabe), Marion Schulz (Erstausgabe)
Lektorat: Irmela Sommer
Umschlaggestaltung und Layout: independent Medien-Design, Horst Moser, München
Herstellung: Petra Roth
Satz: griesbeckdesign, München
Reproduktion: Repro Ludwig, Zell am See
Druck und Bindung: Dimograf
Syndikation: www.seasons.agency

ISBN 978-3-8338-1927-8

6. Auflage 2016

 www.facebook.com/gu.verlag

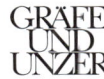

Ein Unternehmen der
GANSKE VERLAGSGRUPPE

Bildnachweis

Fotoproduktion: Tom Roch
Coverfoto: Johannes Rodach

Weitere Fotos: Corbis: Seite 8, 38; F1 online: Seite 14; Getty Images: U2, Seite 36, 88; Jump: Seite 48, 118; Mauritius: Seite 6, 28, 33; Plainpicture: Seite 42, 50, 96, 98, 104, 112; Stockfood: Seite 121.

Illustrationen: Axel Hummert: Seite 30; I. Schobel: Seite 23, 25; Medical Picture: Seite 17, 18, 20, 26.

Wichtiger Hinweis

Alle Ratschläge und Übungen in diesem Buch wurden vom Autor sorgfältig recherchiert und in der Praxis erprobt. Sie sind für Menschen mit normaler Konstitution geeignet. Dennoch sind Sie selbst aufgefordert, in eigener Verantwortung zu entscheiden, ob und inwieweit Sie diese Vorschläge umsetzen können und möchten. Lassen Sie sich in allen Zweifelsfällen zuvor durch einen Arzt oder Therapeuten beraten. Weder der Autor noch der Verlag können für eventuelle Nachteile oder Schäden, die aus den im Buch gegebenen praktischen Hinweisen resultieren, eine Haftung übernehmen.

Dank

Ein herzliches Dankeschön des Autors an Nina Kehr für ihre tatkräftige Unterstützung und unermüdliche Einsatzbereitschaft.

Die GU-Homepage finden Sie im Internet unter www.gu.de

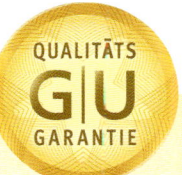

DIE GU-QUALITÄTS-GARANTIE

Wir möchten Ihnen mit den Informationen und Anregungen in diesem Buch das Leben erleichtern und Sie inspirieren, Neues auszuprobieren. Alle Informationen werden von unseren Autoren gewissenhaft erstellt und von unseren Redakteuren sorgfältig ausgewählt und mehrfach geprüft. Deshalb bieten wir Ihnen eine 100%ige Qualitätsgarantie. Sollten wir mit diesem Buch Ihre Erwartungen nicht erfüllen, lassen Sie es uns bitte wissen! Wir tauschen Ihr Buch jederzeit gegen ein gleichwertiges zum gleichen oder ähnlichen Thema um. Wir freuen uns auf Ihre Rückmeldung, auf Lob, Kritik und Anregungen, damit wir für Sie immer besser werden können.

GRÄFE UND UNZER Verlag
Leserservice
Postfach 86 03 13
81630 München
E-Mail:
leserservice@graefe-und-unzer.de

Telefon: 00800 / 72 37 33 33*
Telefax: 00800 / 50 12 05 44*
Mo–Do: 9.00 – 17.00 Uhr
Fr: 9.00 – 16.00 Uhr
(* gebührenfrei in D, A, CH)

Ihr GRÄFE UND UNZER Verlag
Der erste Ratgeberverlag – seit 1722.

Mehr Energie, mehr Wohlbefinden!

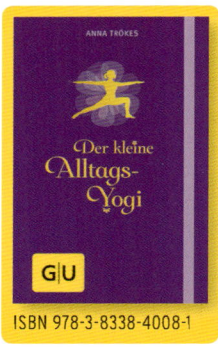
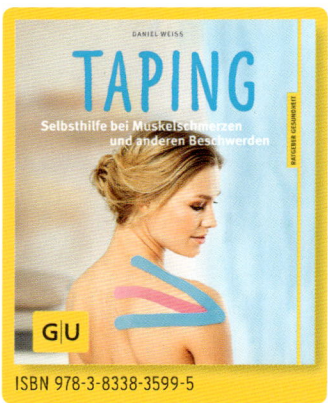
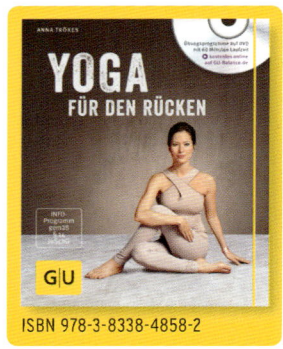
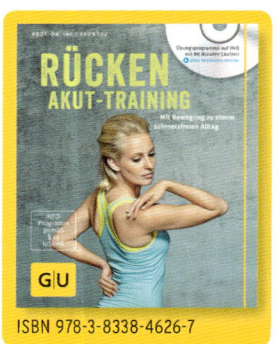
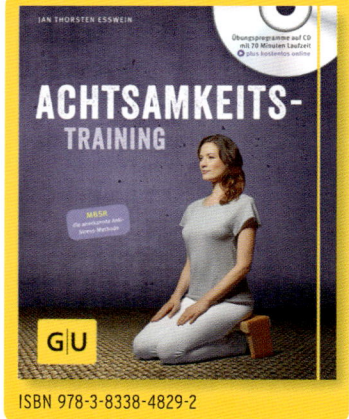
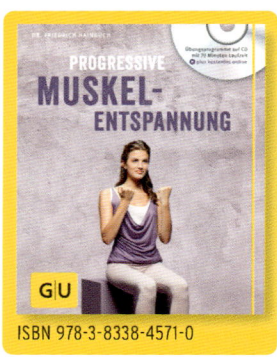